全国卫生高等职业教育规划教材辅导教材

供护理类专业用

儿科护理学学习指导

第3版

主　　编　洪黛玲

副主编　梁　爽　范丽玲　王玉香　黄小凤

编　　委（按姓名汉语拼音排序）

陈　华（北京大学医学部）
范丽玲（江西医学高等专科学校）
洪黛玲（北京大学医学部）
黄小凤（漳州卫生职业学院）
李淑兰（首都医科大学）
梁　爽（北京大学医学部）
王玉香（山西医科大学汾阳学院）
肖　倩（首都医科大学）
杨园园（北京大学医学部）

北京大学医学出版社

ERKE HULIXUE XUEXIZHIDAO

图书在版编目（CIP）数据

儿科护理学学习指导/洪黛玲主编. —3版.
—北京：北京大学医学出版社，2015.3
ISBN 978-7-5659-1031-9

Ⅰ. ①儿…　Ⅱ. ①洪…　Ⅲ. ①儿科学-护理学
Ⅳ. ①R473.72

中国版本图书馆CIP数据核字（2014）第312409号

儿科护理学学习指导（第3版）

主　　编：洪黛玲
出版发行：北京大学医学出版社
地　　址：（100191）北京市海淀区学院路38号 北京大学医学部院内
电　　话：发行部 010-82802230；图书邮购 010-82802495
网　　址：http：//www.pumpress.com.cn
E-mail：booksale@bjmu.edu.cn
印　　刷：中煤涿州制图印刷厂北京分厂
经　　销：新华书店
责任编辑：赵　爽　　**责任校对：**金彤文　　**责任印制：**李　啸
开　　本：787mm×1092mm　1/16　　**印张：**10.75　　**字数：**270千字
版　　次：2000年8月第1版　2015年3月第3版　2015年3月第1次印刷
书　　号：ISBN 978-7-5659-1031-9
定　　价：23.00元

全国卫生高等职业教育规划教材辅导教材编写说明

本套学习指导是全国卫生高等职业教育规划教材的配套辅导教材。编写目的是便于学生理解和掌握主教材知识，提高实训实践能力，可作为相应课程的学习辅助用书、专升本考试复习资料、国家执业助理医师及护士执业资格考试的备考用书。

学习指导按照相应主教材章节顺序编排，每章（节）均包含测试题、参考答案。其中测试题涵盖教材主要知识点，同时紧扣执业助理医师、护士执业资格考试大纲，力求贴近执业资格考试的题型及试题比例。参考答案提供答题要点及思路，旨在提高学生的自主学习和自查自测能力。

书后附三套模拟试卷及参考答案。试题兼顾各章重点内容，题型覆盖日常考查、考试的常见题型，以及专升本考试、执业资格考试题型，便于学生自我检验学习效果，熟悉考试题型，明确考核的具体要求。

第 3 版前言

《儿科护理学学习指导》（第 3 版）是主教材《儿科护理学》（第 3 版）的配套用书。

根据北京大学医学出版社临床医学专业第 4 版和护理专业第 3 版高职教材主编人会议的文件精神，不再保留主教材的重点难点介绍。本学习指导全部是根据新编教材的内容，列出各类型的习题。以帮助学生更好地理解主教材内容，为了适应各种类型的不同考法，题型包括名词解释、填空题、选择题和解答题。

改变较大的是选择题，题型分 A1、A2、A3/A4，与以往有所改变，保留了 B 型题，答案都是客观的、唯一的，取消了以往的多选题。每章后附有参考答案。

书后附有模拟考卷 3 份。每份考卷有名词解释、填空题、选择题和解答题，最后还有一道病例分析题。一般从疾病的角度，病历提供的材料比较明确，不需要做深入的鉴别诊断，让护理学员能判断是何种疾病。要求从提供的临床资料提出护理诊断（或问题），最后列出护理措施。意在结合临床工作培养临床思维能力。这样编写能使学生得到全面的锻炼，本学习指导可适用于在校的专科生、网络学习的学生以及参加国家护理专业自学考试的学生复习的需要，希望能帮助他们更好地掌握主教材的内容。

洪黛玲

目录

第一章 绪 论

强化练习题

一、名词解释

1. 新生儿期 2. 围生期 3. 婴儿期 4. 幼儿期 5. 学龄前期 6. 学龄期 7. 青春期

二、填空题

1. 儿科护理学是一门研究小儿__________、__________、__________和__________，以促进小儿身心健康的科学。

2. 儿科护理已由既往单纯的__________转变为“__________”的身心整体护理。

3. 相同的致病因素在不同年龄的机体引起不同的病理变化，如肺炎链球菌在婴儿的肺部感染多是引起__________，而在年长儿则多发生__________。

4. 对儿科护士的素质要求：①__________，②__________，③__________，④__________。

三、选择题

【A_1 型题】

1. 婴儿对某些传染病有一定的抵抗力，主要是通过胎盘从母体中获得
   A. IgA
   B. SIgA
   C. IgE
   D. IgG
   E. IgM

2. 小儿患病临床表现的特点**不包括**在内的是
   A. 起病急
   B. 病情发展快
   C. 病情变化快
   D. 缺乏典型的症状和体征
   E. 不易发生并发症

3. 胎儿期是指
   A. 从受精卵形成到胎儿出生约 40 周
   B. 从受精卵形成到胎儿出生后 1 周
   C. 从受精卵形成到胎儿出生共 270 天
   D. 从受精卵形成到胎儿出生共约 37 周
   E. 从受精卵形成到胎儿出生共 28 周

4. 围生期是指
   A. 从孕期满 27 周至生后 7 天
   B. 从孕期满 37 周至生后 7 天
   C. 从孕期满 28 周至生后 7 天
   D. 从孕期满 28 周至生后 1 个月
   E. 从孕期满 37 周至生后 1 个月

5. 新生儿期是指
   A. 自出生脐带结扎到 1 周岁
   B. 自受孕到出生脐带结扎时
   C. 自出生脐带结扎开始到满 28 天
   D. 自出生后第 1 天到生后第 30 天
   E. 自出生后第 1 天到生后第 40 天

6. 婴儿期是指
   A. 出生后到 1 岁
   B. 出生后到 2 岁

C. 出生后到10个月
D. 出生后28天到1周岁
E. 出生后28天到24个月

7. 青春期是指
A. 女孩从11～12岁开始到17～18岁结束
B. 女孩从13～14岁开始到18～20岁结束
C. 男孩从11～12岁开始到17～18岁结束
D. 男孩从10～11岁开始到18～20岁结束
E. 男孩开始和女孩都开始于11岁

8. 小儿最易发生意外伤害的年龄为
A. 新生儿期
B. 婴儿期
C. 幼儿期
D. 学龄前期
D. 学龄期

9. 幼儿期发育特点的是不包括
A. 体格发育最迅速
B. 前囟闭合
C. 乳牙出齐
D. 学会控制大小便
E. 语言、动作和心理方面有明显发展

【B型题】

（1～3题共用备选答案）
A. 胎儿期
B. 婴儿期
C. 幼儿期
D. 学龄前期
E. 学龄期

1. 从精子和卵子结合到小儿出生称为
2. 出生后到满1周岁之前称为
3. 3周岁后到6～7岁称为

四、问答题

1. 试述儿科学的临床特点。
2. 试述儿科护士的角色。

参考答案

一、名词解释

1. 新生儿期：从出生脐带结扎开始至生后28天为新生儿期。
2. 围生期：是指胎龄满28周至生后7天。
3. 婴儿期：出生后到1周岁为婴儿期，又称乳儿期。
4. 幼儿期：满1周岁到3周岁的小儿。
5. 学龄前期：是指3至6～7岁的小儿。
6. 学龄期：自6～7岁至青春期前（12～13岁前后），为小学学龄期。
7. 青春期：女孩从11～12岁开始到17～18岁，男孩从13～14岁开始至18～20岁，为青春期。

二、填空题

1. 生长发育　卫生保健　疾病防治　护理
2. 疾病护理　以小儿家庭为中心

3. 支气管肺炎 大叶性肺炎
4. 思想道德品质 科学文化素质 专业素质 身体心理素质

三、选择题

A_1 型题

1. D 2. E 3. A 4. C 5. C 6. A 7. A 8. C
9. A

B 型题

1. A 2. B 3. D

四、问答题

1. 儿科学的临床特点如下：①疾病谱：小儿的先天性、遗传性和感染性疾病较成人多见。②临床表现：小儿病情发展快、变化多端，年幼儿患急性传染病或急性感染性疾病时，容易并发败血症，常伴有呼吸循环衰竭、中毒性脑病和水、电解质紊乱。新生儿及体弱儿严重感染时，缺乏典型的症状和体征。③诊治特点：小儿一般不会主动诉说病情，在诊治疾病过程中，需严密观察病情，结合体征和实验室检查资料。同一症状对不同年龄段小儿所考虑的疾病各有特点。小儿疾病的治疗除针对病因治疗外，强调支持疗法和并发症及并存疾病的治疗。④护理特点：儿科护理的内容和时间均较成人多，如小儿静脉穿刺、喂养、生活上的照料、游戏、学习和教育等为儿科特有的护理项目。小儿好动、好奇，缺乏经验，特别注意安全护理。⑤预后特点：小儿生命力旺盛，组织修复能力强，其病情好转恢复快，后遗症少。患病时来势凶猛，易急剧恶化，甚至发生突然死亡。⑥预防特点：预防工作是儿科的特征性工作。通过开展计划免疫和传染病的管理，已使小儿传染病的发病率和死亡率大大降低。

2. 儿科护士的角色如下：①护理活动的计划者和执行者。②健康教育的宣讲者。③健康协调者。④健康咨询者。⑤患儿的代言人。⑥护理研究者。

（梁 爽）

第二章　生长发育

强化练习题

一、名词解释

1. 生长　　2. 发育　　3. 头围

二、填空题

1. 婴儿生后1周内可有暂时性体重下降，约减少原来体重的__________，常于生后__________日恢复到出生体重。

2. 婴儿出生后__________个月时体重是出生时的2倍（6kg），__________岁时增至3倍（9kg），__________岁时是出生时的4倍（12kg）。

3. 由__________至__________的长度称坐高，坐高代表__________与__________的发育。

4. 出生时头围平均为__________cm，__________岁时胸围与头围大致相等。

5. 前囟出生时约__________cm，至__________岁闭合。

6. 前囟饱满反映颅内压__________，而前囟凹陷见于__________患儿或极度消瘦者。

7. 婴儿__________个月时脊柱出现颈椎前凸，__________个月时出现胸椎后凸，__________岁时出现腰椎前凸。

8. 乳牙共__________个，自__________～__________个月开始萌出，__________岁出齐。

9. 婴儿在__________个月时对食物味道的微小改变很敏感，故应合理添加各类辅食，使之适应不同味道。

10. 依据爱瑞克森的理论，人生第一年的发展任务是与照顾者（父母）建立起__________，学习爱与被爱。

三、选择题

【A_1型题】

1. 反映骨骼发育最主要的指标是
   A. 胸围
   B. 体重
   C. 牙齿
   D. 身长
   E. 囟门

2. 胸围无法反映
   A. 胸廓的发育程度
   B. 胸背肌肉的发育程度
   C. 皮下脂肪的发育程度
   D. 膈肌的发育程度
   E. 肺的发育程度

3. 小儿1岁时的头围是
   A. 34cm
   B. 44cm
   C. 46cm
   D. 48cm

E. 50cm

4. 正常小儿1周岁时，体重约为出生体重的

A. 1.5倍

B. 2倍

C. 2.5倍

D. 3倍

E. 3.5倍

5. 以下关于小儿各阶段身长的描述，**不正确**的是

A. 新生儿出生时平均约为50 cm

B. 1岁内前半年平均每月增长1.5 cm

C. 1周岁时约为75 cm

D. 2周岁时约为85cm

E. 2岁以后平均每年增长5 cm

6. 关于生长发育的规律，**不正确**的描述是

A. 生长发育是在量的增长过程中发生质的改变

B. 生长发育速度因年龄而异，年龄越小，增长越快

C. 生长发育有一定的个体差异性

D. 生殖系统发育速度是先慢后快

E. 神经系统发育速度是先慢后快

7. 体重（kg）＝年龄×2＋7或8（kg），此公式适用于

A. 1周岁时

B. 2～12岁

C. 13～15岁时

D. 16～18岁时

E. 18岁以上

8. 2岁以内小儿乳牙总数的推算方法是

A. 月龄减4～6

B. 月龄减2～3

C. 月龄减7～8

D. 月龄减4～8

E. 月龄减8

9. 出生时体重为3 kg的小儿，10个月时其体重应为

A. 6.8 kg

B. 7 kg

C. 7.6 kg

D. 8kg

E. 8.5kg

10. 符合生长发育基本规律的是

A. 生长发育匀速进行

B. 神经系统发育领先

C. 远心端优先发育

D. 学龄期身体发育最迅速

E. 青春期个体差异不明显

11. 生长发育最为迅速的时期是

A. 围生期

B. 新生儿期

C. 婴儿期

D. 幼儿期

E. 学龄前期

12. 小儿先能抬头后能坐，之后能走是遵循了下列哪项发育顺序

A. 由上到下的顺序

B. 由近到远的顺序

C. 由粗到细的顺序

D. 由低级到高级的顺序

E. 由简单到复杂的顺序

13. 下列有关器官系统发育不平衡性的描述中正确的是

A. 生殖系统发育较早

B. 神经系统发育领先

C. 淋巴系统到青春期开始发育

D. 皮下脂肪年长时发育较发达

E. 肌肉组织的发育到青春期才加速

14. 小儿出生时的头围是

A. 34cm

B. 44cm

C. 46cm

D. 48cm

E. 50cm

15. 正常小儿2周岁时，体重约为出生体重的

A. 1倍

B. 2倍

C. 3倍
D. 4倍
E. 5倍

16. 以下关于小儿各阶段体重的描述，**不正确**的是
A. 出生时平均约为3kg
B. 6个月时约为6kg
C. 1周岁时约为9kg
D. 2周岁时约为12kg
E. 2岁以后平均每年增长2kg

17. 脊柱出现胸椎后凸的时间是
A. 出生时
B. 3个月
C. 6个月
D. 9个月
E. 12个月

18. 小儿先能抬肩后能动手，是遵循了下列哪项发育顺序
A. 由上到下的顺序
B. 由近到远的顺序
C. 由粗到细的顺序
D. 由低级到高级的顺序
E. 由简单到复杂的顺序

19. 反映儿童体格生长，尤其是测量营养状况的敏感指标是
A. 体重
B. 身高
C. 头围
D. 坐高
E. 胸围

20. 头围与胸围大致相等的年龄为
A. 新生儿
B. 1岁
C. 2岁
D. 6岁
E. 12岁

21. 无条件测量身高体重时，普查5岁以下的小儿的营养状况可以测量
A. 头围
B. 坐高
C. 胸围
D. 腹围
E. 上臂围

22. 小儿颅骨缝闭合的时间为生后
A. 4～6周
B. 6～8周
C. 3～4个月
D. 4～6个月
E. 1～1.5岁

23. 2岁以后至青春期前，小儿身高稳步增长，平均每年增长
A. 1～2cm
B. 2～3cm
C. 3～5cm
D. 5～7cm
E. 7～9cm

24. 体重（kg）＝6（kg）＋月龄×0.25，此公式适用于
A. 13～15岁
B. 2～12岁
C. 1～3岁
D. 1～6个月
E. 7～12个月

25. 脊柱出现腰椎前凸的时间是
A. 出生时
B. 3个月
C. 6个
D. 9个月
E. 12个月

26. 新生儿视觉的清晰范围为
A. 5～10cm
B. 10～15cm
C. 15～20cm
D. 20～30cm
E. 30～60cm

27. 下列关于小儿心理活动的描述正确的是
A. 婴儿以有意注意为主
B. 6个月的婴儿能有重现记忆
C. 学龄期儿童以具体形象思维为主

D. 新生儿有想象力
E. 新生儿也有意志

【A_2 型题】

1. 3 岁小儿，身高 90cm，体重 14kg，牙齿 20 枚，腕部骨化中心 4 个，可考虑为
A. 佝偻病
B. 肥胖症
C. 营养不良
D. 在正常范围内
E. 身材高大
2. 正常小儿，身长 108cm，体重 17kg，尚未开始出恒牙，其可能的年龄是
A. 5 岁
B. 7 岁
C. 9 岁
D. 10 岁
E. 11 岁
3. 一健康小儿，前囟约 1.5cm×1.5cm，开始出牙，身长 65cm，体重 7kg，其年龄大约是
A. 1～2 个月
B. 3～4 个月
C. 6 个月
D. 8～9 个月
E. 12 个月
4. 正常小儿，体重 8kg，身长 68cm，前囟 1cm，有乳牙 3 颗。其可能达到的发育水平是
A. 会爬
B. 会走
C. 会说再见
D. 会说自己的名字
E. 会自己进食
5. 5 岁小儿，身高 103cm，体重 18kg，牙齿 20 枚，其发育状况为
A. 肥胖
B. 发育迟缓
C. 营养不良
D. 身材高大
E. 在正常范围内
6. 正常小儿，身长 75cm、体重 9kg、头围 46cm、胸围与头围大致相等，其可能的年龄是
A. 5 岁
B. 4 岁
C. 3 岁
D. 2 岁
E. 1 岁
7. 一健康小儿，前囟约 2cm×2cm，开始出牙，身长 65cm，体重 7.3kg，可独坐片刻，能发辅音，其年龄大约是
A. 12 个月
B. 10 个月
C. 8 个月
D. 6 个月
E. 4 个月
8. 4 个月小儿，出生体重为 4 kg，预计其体重应为
A. 4.8 kg
B. 6.8 kg
C. 8.8 kg
D. 10.8kg
E. 12.8kg
9. 9 个月小儿，出生体重为 3.5 kg，预计其体重应为
A. 4.8 kg
B. 6.3 kg
C. 6.8 kg
D. 7.0kg
E. 8.3kg
10. 4 个月小儿，来医院进行发育检查，结果正常。母亲询问何时开始会爬，正确的回答是
A. 3 个月
B. 6 个月
C. 7 个月
D. 8 个月
E. 10 个月

11. 某小儿，开始学会用拇指和示指取物，预计其年龄为
A. 2～3月
B. 3～5月
C. 5～6月
D. 6～7月
E. 9～10月

12. 某小儿到医院进行体格检查，目前出牙8颗，家长询问小儿乳牙出齐的年龄，正确的回答应为
A. 1～1.5岁
B. 1.5～2岁
C. 2～2.5岁
D. 4～6个月
E. 7～12个月

13. 某健康小儿，10个月，来院体检，前囟未闭，家长很担忧，询问小儿前囟闭合的时间，正确的是
A. 10个月～12个月
B. 1～1.5岁
C. 2～2.5岁
D. 3岁
E. 4岁

14. 家长带一健康小儿到医院进行体检，询问小儿开始会爬的年龄，护士正确的回答是
A. 6～7个月
B. 8～9个月
C. 1～1.5岁
D. 1.5～2岁
E. 10～11个月

15. 某健康小儿的语言发育水平为：刚会说"宝宝喝"等2～3个字构成的句子，推算其年龄大约为
A. 10个月
B. 1岁
C. 2岁
D. 2岁半
E. 3岁

16. 护士为家长做婴儿换乳期食物添加的健康指导，告知家长，婴儿对食物味道非常敏感且适宜开始添加换乳期食物的时期是
A. 1～2月
B. 2～3月
C. 3～4月
D. 4～5月
E. 5～6月

17. 一婴儿开始能够有意识的叫出"爸爸""妈妈"，其月龄大约是
A. 2个月
B. 6个月
C. 8个月
D. 10个月
E. 12个月

18. 一健康小儿，能够辨认熟人和陌生人，可独坐片刻，能发出单音节，其年龄大约是
A. 2个月
B. 4个月
C. 6个月
D. 9个月
E. 12个月

19. 某健康小儿到医院进行视力筛查，结果显示其视力达到1.0，发育正常，预计其年龄为
A. 2岁
B. 3岁
C. 4岁
D. 5岁
E. 6岁

【A_3/A_4 型题】

（1～6题共用题干）

健康男婴，出生体重为3.5kg，身长为50cm，头围34cm，现在年龄为6个月，来医院做健康体检。

1. 预计该婴儿的体重应当为
A. 5.5kg
B. 6.0kg

C. 6.6kg
D. 7.0kg
E. 7.7kg

2. 预计该婴儿的身长应当为
A. 55cm
B. 65cm
C. 75cm
D. 85cm
E. 112cm

3. 预计该婴儿的头围应当为
A. 58cm
B. 50cm
C. 48cm
D. 42cm
E. 34cm

4. 预计该婴儿可以完成的动作是
A. 会坐
B. 会滚
C. 会爬
D. 会站
E. 会走

5. 目前该婴儿处于语言准备阶段，预计他刚刚能够
A. 发出“爸爸”、“妈妈”的音节
B. 发出元音
C. 发出辅音
D. 发出喉音
E. 用哭叫表达意思

6. 在感知觉发育上，预计该婴儿可以
A. 视力达到0.5
B. 能够注视3米远的小玩具
C. 能够区别语义
D. 可以区别父母声音
E. 具有空间知觉

【B型题】

(1～4题共用备选答案)
A. 3～4月
B. 4～5月
C. 1～2岁
D. 2～3岁
E. 4～5岁

1. 已有时间概念的年龄是
2. 小儿通过皮肤与手眼活动区分物体的大小、软硬等的年龄是
3. 已出现“乱语”的年龄是
4. 对食物味道的变化很敏感的年龄是

(5～9题共用备选答案)
A. 8个月
B. 1岁
C. 1.5岁
D. 2岁
E. 4岁

5. 体重达出生体重3倍的年龄是
6. 能并足跳，能叠6～7块方积木的年龄是
7. 基本上能自己穿、脱简单衣服的年龄是
8. 胸围和头围相等的年龄
9. 开始会爬的年龄是

四、问答题

1. 简述小儿生长发育的规律。
2. 列举影响儿童生长发育的因素。
3. 依据爱瑞克森的理论，简述幼儿期的性格发展特点及护理原则。

参考答案

一、名词解释

1. 生长：是指小儿各器官、系统的长大和形态变化，表示机体量的改变。
2. 发育：是指细胞、组织、器官功能上的分化与成熟，表示质方面的变化。
3. 头围：是指经眉弓上方、枕骨隆凸绕头一周的长度。头围反映脑和颅骨的发育。

二、填空题

1. 3%～9%　7～10
2. 3　1　2
3. 头顶　坐骨结节　头颅　脊柱
4. 34　1
5. 1.5～2　1～1.5
6. 增高　脱水
7. 3　6　1
8. 20　4　10　2～2.5
9. 4 ～5
10. 信任感

三、选择题

A_1 型题

1. D	2. D	3. C	4. D	5. B	6. E	7. B	8. A
9. E	10. B	11. C	12. A	13. E	14. A	15. D	16. B
17. C	18. B	19. A	20. B	21. E	22. E	23. D	24. E
25. E	26. C	27. C					

A_2 型题

1. D	2. A	3. C	4. A	5. E	6. E	7. D	8. B
9. E	10. D	11. E	12. C	13. B	14. B	15. C	16. D
17. E	18. C	19. E					

A_3/A_4 型题

1. E	2. B	3. D	4. A	5. C	6. D

B_1 型题

1. E	2. D	3. C	4. B	5. B	6. D	7. E	8. B
9. A							

四、问答题

1. 小儿的生长发育的规律包括：
(1) 生长发育的连续性和阶段性；

（2）各系统器官发育的不平衡性；

（3）生长发育的顺序性：一般生长发育遵循由上到下、由近至远、由粗到细、由低级到高级、由简单到复杂的顺序或规律；

（4）生长发育的个体差异性。

2. 影响生长发育的因素

遗传因素和环境因素是影响儿童生长发育的两个基本因素。遗传决定了机体发育的潜力，环境则决定发育的速度及最终达到的程度。环境因素包括：营养、孕母状况、生活环境、疾病和药物及教育等。

3. 依据爱瑞克森的理论，幼儿期是自主-羞愧或怀疑期，此期小儿性格发展的特点及护理原则是：

（1）开始学会控制大小便，并在运动和智能发展的基础上扩大对周围环境的探索。他们想要独立完成每一件事，表现出自主性。此期顺利发展的结果是自我控制和自信感。

（2）父母应对孩子合理的自主行动给予支持，避免过分干预。否则，将会使儿童产生羞愧和疑虑，儿童将怀疑自己的能力，并将停止各种尝试和努力。

（3）父母应注意用温和、适当的方式约束小儿以使其按社会能接受的方式行事，帮助他们学会适应社会规则。

（4）护理此期儿童时，应为小儿提供自己做决定的机会并对其能力加以赞赏。鼓励幼儿进行力所能及的自理活动，如进食、穿衣、如厕等。如果治疗或护理过程需要约束患儿时，应向其做出适当的解释，并给予抚慰，同时尽量缩短约束。

（杨园园）

第三章　小儿营养与喂养

强化练习题

一、名词解释

1. 食物的热力作用　2. 初乳　3. 部分母乳喂养　4. 人工喂养

二、填空题

1. 小儿对能量的需要主要包括基础代谢所需、__________、__________、活动所需和排泄损失能量。

2. 小儿处于生长发育时期，如长期缺乏蛋白质，处于__________平衡，可出现营养不良、__________和生长发育迟缓。

3. __________是构成人体组织细胞的重要成分和保证生理功能的重要物质，主要用于机体的生长和组织的修复，当机体摄入的热量不足时，也可作为能量来源。

4. __________是人体最主要的供能营养素。

5. 脂肪是重要的供能营养素，也是人体组织细胞的重要成分，还能协助__________维生素的吸收。

6. 母乳成分随产后不同时期而有所不同，可分为初乳、__________、__________和晚乳。

7. 母乳所含蛋白质、脂肪、糖的比例适当，为__________，符合小儿的消化能力和生长发育的需要。

8. 小儿断奶应逐渐进行，但最迟不晚于__________。

9. 小儿部分母乳喂养的方法主要有补授法和__________。

三、选择题

【A_1 型题】

1. 小儿时期特有的能量需求是
   A. 基础代谢
   B. 生长发育
   C. 食物的热力作用
   D. 活动需要
   E. 排泄损失

2. 正常小儿每日每千克体重所需热卡的简单计算方法是
   A. 1 岁以内 110kcal，以后每增加 3 岁减去 10kcal
   B. 1 岁以内 100kcal，以后每增加 2 岁减去 15kcal
   C. 1 岁以内 100kcal，以后每增加 3 岁减去 10kcal
   D. 1 岁以内 120kcal，以后每增加 2 岁减去 15kcal
   E. 1 岁以内 115kcal，以后每增加 4 岁减去 25kcal

3. 婴幼儿基础代谢率相对较高，约占总热量的
   A. 30%～40%

B. 40%～50%
C. 50%～60%
D. 60%～70%
E. 70%～80%

4. 婴儿每日每千克体重所需的热量为
A. 100kcal
B. 110kcal
C. 120kcal
D. 130kcal
E. 140kcal

5. 婴儿每日每千克体重所需的水量为
A. 110ml
B. 120ml
C. 130ml
D. 140ml
E. 150ml

6. 婴儿饮食中，三大营养素（蛋白质：脂肪：糖类）所供热量的百分比正确的是
A. 15∶50∶35
B. 15∶35∶50
C. 25∶40∶35
D. 25∶35∶40
E. 25∶25∶50

7. 下列属于脂溶性维生素的是
A. 维生素A
B. 维生素B
C. 维生素C
D. 叶酸
E. 烟酸

8. 生长发育是小儿热量的特殊需要，婴儿期占总热量的
A. 15%～20%
B. 25%～30%
C. 35%～40%
D. 45%～50%
E. 大于50%

9. 足月新生儿开始母乳喂养的最佳时间
A. 生后30分钟内
B. 生后2～3小时
C. 生后4～6小时
D. 生后24小时
E. 生后2～3天

10. 人乳中的钙磷比例为
A. 1∶1
B. 1∶2
C. 2∶1
D. 2∶3
E. 3∶2

11. 母乳含蛋白质、脂肪、糖类（碳水化合物）的比例是
A. 3∶2∶5
B. 2∶3∶5
C. 1∶3∶6
D. 1∶4∶5
E. 2∶2∶6

12. 符合母乳特点的是
A. 蛋白质总量高
B. 白蛋白少
C. 含饱和脂肪酸的脂肪高
D. 乳糖量少
E. 钙磷比例适当

13. 6个月以内小儿的最佳食品是
A. 母乳
B. 牛乳
C. 羊乳
D. 全脂奶粉
E. 乳儿糕

14. 为了提高母乳喂养率，胎儿娩出后应
A. 尽早哺乳
B. 2～4小时后哺乳
C. 5～6小时后哺乳
D. 8～10小时后哺乳
E. 12～24小时后哺乳

15. 母乳喂养的方法，不恰当的是
A. 正常新生儿生后半小时即可开始喂乳
B. 每次哺乳为15～20min
C. 起初1～2个月可按需随时喂乳

D. 应两侧乳房各喂一半量
E. 哺乳前应先换尿布，母亲洗手和拭净乳头

16. 关于正常小儿母乳喂养，**不恰当**的做法是
A. 生后半小时内开始喂奶
B. 坚持按需哺乳
C. 每次喂奶时间不能超过 10 分钟
D. 每次吸空一侧再吸另一侧
E. 哺乳后抱起婴儿轻拍其背

17. 母乳中的乙型乳糖可促进肠道中
A. 乳酸杆菌的生长
B. 变形杆菌的生长
C. 大肠埃希菌的生长
D. 白念珠菌的生长
E. 葡萄球菌的生长

18. 母乳喂养断奶的最佳时间为
A. 小儿满月时
B. 4～5 个月
C. 6～7 个月
D. 10～12 个月
E. 2～3 岁

19. 关于小儿断奶的方法，**不包括**
A. 一般在 10～12 个月完全断奶
B. 断奶最好在春秋季进行
C. 断奶应果断，一次做到
D. 有病时，可暂缓至病愈后进行
E. 最迟不晚于 1 岁半断奶

20. 母乳喂养小儿辅食添加的时间是
A. 2 个月
B. 3 个月
C. 4 个月
D. 6～7 个月
E. 7～8 个月

21. 母乳缺乏时最好选用
A. 配方乳
B. 羊乳
C. 代乳品
D. 炼乳
E. 麦乳精

22. 鲜牛乳含糖量低，用时可加糖
A. 2%～4%
B. 5%～8%
C. 9%～10%
D. 12%～14%
E. 15%～20%

23. **不宜**进行母乳喂养的情况是
A. 天气炎热
B. 乳儿患病
C. 小儿黄疸
D. 母亲患肝炎
E. 母亲患糖尿病

24. 全脂奶粉按重量调配，奶粉与水的比例是
A. 1∶8
B. 1∶6
C. 1∶8
D. 1∶4
E. 1∶4

25. 转乳期食物选择引入第一个食物的原则是
A. 增加能量，补充蛋白质
B. 增加能量，学习咀嚼
C. 易于消化，不易过敏
D. 补充蛋白质
E. 补充维生素

26. 小儿辅食添加的原则应**除外**的是
A. 从少到多
B. 从稀到稠
C. 从一种到多种
D. 从细到粗
E. 应随时添加

27. **不符合**辅食添加原则的是
A. 从细到粗，从稀到稠
B. 在健康时添加
C. 可同时添加 2 种以上辅食
D. 如小儿拒绝吃以后应再试
E. 从少到多

28. 婴儿添加辅食应从
A. 2～3 个月开始

B. 4～5个月开始
C. 6～7个月开始
D. 8～9个月开始
E. 10个月以后开始

29. 在婴儿饮食中开始添加米汤、米糊及稀粥的适宜时间是
A. 生后1～3个月
B. 生后4～6个月
C. 生后7～9个月
D. 生后10～12个月
E. 生后14个月

30. 饮食从乳类转变为谷类，从液体转变为固体是哪期小儿饮食的特点
A. 婴儿期
B. 幼儿期
C. 学龄前期
D. 学龄期
E. 青春期

【A_2 型题】

1. 小儿，4个月，体重5kg，每日所需的热量为
A. 550kcal
B. 640kcal
C. 750kcal
D. 740kcal
E. 850kcal

2. 小儿，7个月，体重8kg，每日所需的液体量为
A. 600ml
B. 800ml
C. 1000ml
D. 1200ml
E. 1400ml

3. 小儿，3个月，体重5kg，每日所需5%糖牛奶（100ml产生86kcal热量）的量为
A. 550ml
B. 640ml
C. 750ml
D. 740ml
E. 850ml

4. 4个月婴儿体重6kg，用鲜牛奶喂养应选用的配方是
A. 牛奶500ml，糖44g，水300ml
B. 牛奶600ml，糖48g，水300ml
C. 牛奶600ml，糖40g，水250ml
D. 牛奶600ml，糖48g，水200ml
E. 牛奶650ml，糖40g，水300ml

5. 3个月婴儿，6kg，用奶粉配制5%糖牛奶喂养，每日需淡奶粉
A. 50g
B. 75g
C. 84g
D. 100g
E. 150g

6. 小儿，5个月，人工喂养，请为其选择合适的辅食
A. 米糊
B. 面条
C. 菜汁
D. 蛋羹
E. 鱼泥

7. 7个月婴儿添加辅食，合适的一组膳食安排是
A. 蛋黄、菜泥、果汁、米糊、鱼肝油
B. 鱼泥、蛋羹、肝泥、碎菜、粥、果泥
C. 蛋、鱼、软饭、面条、饼干、豆腐
D. 软饭、肉末、肝泥、带馅食品、果肉
E. 果汁、菜水、米糊、蛋黄、菜泥

【A_3 型题】

（1～3题共用题干）

11个月男孩体重9kg，人工喂养。

1. 该婴儿每日能量供给应为
A. 70kcal/(kg·d)

B. 80kcal/(kg·d)
C. 90kcal/(kg·d)
D. 100kcal/(kg·d)
E. 110kcal/(kg·d)

2. 每日蛋白质供给应为
A. 8～10g
B. 11～22g
C. 11～15g
D. 16～28g
E. 30～40g

3. 该患儿添加辅食，合适的一组膳食安排是
A. 蛋黄、菜泥、果汁、米糊、鱼肝油
B. 鱼肝油、鱼泥、蛋羹、肝泥、碎菜、粥、果泥
C. 蛋、鱼、软饭、面条、饼干、豆腐
D. 软饭、肉末、肝泥、带馅食品、果肉、熟土豆
E. 果汁、菜水、米糊、蛋黄、菜泥

【A_4 型题】

（1～5 题共用题干）

男婴出生第一天，体重 3000g，身长 51cm，面色红润，哭声响亮，一般情况良好，母乳喂养。

1. 该新生儿的开始喂乳时间
A. 生后即可喂母乳
B. 生后 6h 喂母乳
C. 生后 12h 喂母乳
D. 生后 18h 喂母乳
E. 生后 24h 喂母乳

2. 母亲喂乳时应取的最佳的体位是
A. 平卧位
B. 坐位
C. 右侧卧位
D. 左侧卧位
E. 立位

3. 哺乳结束后，应竖抱婴儿，轻拍其背部的目的是
A. 促进消化和吸收
B. 增强食欲
C. 避免哭闹
D. 促进断乳
E. 防止溢乳

4. 小儿 3 个月时母亲因特殊原因无法继续哺乳，应首选
A. 配方乳
B. 羊乳
C. 豆浆
D. 米糊
E. 脱脂乳粉

5. 如没有配方乳，每天应给 8%糖牛乳
A. 660ml
B. 550ml
C. 500ml
D. 450ml
E. 400ml

【B_1 型题】

（1～3 题共用备选答案）

A. 15%
B. 35%
C. 40%
D. 50%
E. 60%

1. 婴儿饮食中由脂肪供给热量约占热量的
2. 婴儿饮食中由糖类供给热量约占总热量的
3. 婴儿饮食中由蛋白质供给热量约占总热量的

（4～7 题共用备选答案）

A. 母乳
B. 鲜牛奶
C. 羊奶
D. 全脂奶粉
E. 炼乳

4. 含叶酸少的是
5. 含酪蛋白高的是
6. 钙磷比例为 2∶1 的是
7. 不论月龄大小，不宜单独来喂养的乳品是

（8～12 题共用备选答案）
A. 1～2 个月
B. 2～3 个月
C. 4～6 个月
D. 7～9 个月
E. 10～12 个月

8. 开始添加蛋黄的月龄是
9. 开始添加菜泥的月龄是
10. 开始添加肉末的月龄是
11. 开始添加带馅食品的月龄是
12. 开始添加饼干的月龄是

四、问答题

1. 试述蛋白质对小儿营养的意义。
2. 列出母乳喂养的优点。
3. 简述母乳喂养的禁忌证。
4. 简述食物转换的原则。

参考答案

一、名词解释

1. 食物的热力作用：食物中的营养素除了为人体提供能量外，本身在消化、吸收过程中，出现能量消耗额外地增加，即食物代谢过程中所消耗的能量，称食物的热力作用。

2. 初乳：产后 4 天内的乳汁为初乳，量少，质稍稠而带黄色，含脂肪少而免疫球蛋白相对较多，维生素和矿物质含量也较多。

3. 部分母乳喂养：母乳与配方奶或兽乳同时喂养婴儿为部分母乳喂养，或称混合喂养。

4. 人工喂养：母亲因各种原因不能哺喂婴儿母乳，而选用牛、羊乳或其他代乳品喂养婴儿，称为人工喂养。

二、填空题

1. 生长发育所需　食物的热力作用
2. 负氮　贫血
3. 蛋白质
4. 糖类
5. 脂溶性
6. 过渡乳　成熟乳
7. 1∶3∶6
8. 1 岁半
9. 代授法

三、选择题

A_1 型题

1. B	2. A	3. C	4. B	5. E	6. B	7. A	8. B
9. A	10. C	11. C	12. E	13. A	14. A	15. D	16. C
17. A	18. D	19. C	20. C	21. A	22. B	23. D	24. A
25. C	26. E	27. C	28. B	29. B	30. A		

A_2 型题

1. A	2. D	3. B	4. B	5. C	6. A	7. B

A_3 型题

1. E	2. E	3. D

A_4 型题

1. A	2. B	3. E	4. A	5. C

B_1 型题

1. B	2. D	3. A	4. C	5. B	6. A	7. E	8. C
9. C	10. D	11. E	12. D				

四、问答题

1. 蛋白质对小儿营养的意义：

蛋白质是构成人体组织细胞的重要成分和保证生理功能的重要物质。食物中的蛋白质主要用于机体的生长和组织的修复，当摄入的热量不足时，也可作为能量来源。小儿处于生长发育时期，如长期缺乏蛋白质，处于负氮平衡，可出现营养不良、贫血和生长发育迟缓。

2. 母乳喂养的优点

(1) 成分构成合适，易消化、吸收

(2) 增进婴儿抗病能力

(3) 有利于婴儿脑的发育

(4) 清洁、经济、方便

(5) 有利于促进母子感情

(6) 有利于母亲的健康

3. 母乳喂养的禁忌证为：

哺乳期，若出现下列情况，乳母应停止哺乳：①母亲患有急、慢性传染病，如肝炎、活动性肺结核；②母亲患有严重疾病，如严重心脏病、肾疾病和慢性消耗性疾病；③母亲再次妊娠；④母亲患乳腺炎或乳头皲裂，患侧乳房应暂停哺乳，给予热敷、抗菌治疗，用吸奶器把奶吸出，待治愈后此侧乳房可继续哺乳；⑤早产及低出生体重婴儿或患唇裂、腭裂等先天性疾病，母乳喂养确有困难时，可挤出母乳用滴管喂养。

4. 食物转换的原则

(1) 从少到多，让婴儿有一个适应的过程，如加蛋黄，从每天 1/4 个开始，无不适 2～3 天后增至 1/3～1/2 个，渐渐加至每天 1 个；

(2) 由稀到稠，如从加米汤到加稀粥，再到软饭；

(3) 从细到粗，如加绿叶菜，从加菜水开始，到加菜泥，乳牙萌出后可试食碎菜；

（4）每次添加一种食物，适应后再添加另一种；

（5）应在婴儿健康、消化功能正常时添加新的辅食；

（6）注意婴儿对食物有无过敏反应如腹胀、腹泻、皮疹、流涕、异常不安或哭闹等，出现过敏反应后应停止最近添加的食物，严密观察并寻找原因。

（李淑兰）

第四章　儿童保健

强化练习题

一、名词解释

1. 计划免疫　　2. 预防接种

二、填空题

1. 新生儿期保健中家庭访视初访应在出院后＿＿＿＿＿小时内进行，内容包括＿＿＿＿＿、＿＿＿＿＿、＿＿＿＿＿和＿＿＿＿＿。

2. 预防接种时，少数人可出现异常反应，包括①＿＿＿＿＿、②＿＿＿＿＿、③＿＿＿＿＿、④＿＿＿＿＿。

3. 按计划免疫安排新生儿期实施的预防接种包括＿＿＿＿＿和＿＿＿＿＿。

4. 婴儿期计划免疫接种疫苗包括①＿＿＿＿＿、②＿＿＿＿＿、③＿＿＿＿＿、④＿＿＿＿＿、⑤＿＿＿＿＿、⑥＿＿＿＿＿、⑦＿＿＿＿＿。

三、选择题

【A_1 型题】

1. 预防接种属于
   A. 非特异性免疫
   B. 自然主动免疫
   C. 自然被动免疫
   D. 人工主动免疫
   E. 人工被动免疫

2. 乙肝第一次接种的年龄是
   A. 出生时
   B. 1个月
   C. 2个月
   D. 3个月
   E. 4个月

3. 复服脊髓灰质炎疫苗的年龄是
   A. 1岁
   B. 2岁
   C. 3岁
   D. 4岁
   E. 5岁

4. 按计划免疫程序6个月婴儿已接种过的免疫制剂是
   A. 卡介苗、乙肝疫苗、百白破三联制剂、麻疹疫苗
   B. 卡介苗、脊髓灰质炎疫苗、麻疹疫苗、百白破三联疫苗
   C. 乙肝疫苗、百白破三联疫苗、乙脑疫苗、脊髓灰质炎疫苗
   D. 卡介苗、百白破三联疫苗、麻疹疫苗、乙脑疫苗
   E. 卡介苗、乙肝疫苗、脊髓灰质炎疫苗、百白破三联疫苗

5. 以下哪几种情况中**不能**接种卡介苗的是
   A. 2个月以内婴儿
   B. 1个月前曾患肺炎已愈
   C. 1个月前曾患腹泻已愈
   D. PPD试验阳性的1岁婴儿
   E. 有先天性6指畸形

6. 新生儿期需接种的疫苗有
   A. 脊髓灰质炎糖丸
   B. 百白破疫苗
   C. 麻疹疫苗
   D. 卡介苗
   E. 乙型脑炎疫苗
7. 新生儿保健的内容，**不恰当**的是
   A. 建立访视制度
   B. 指导喂养
   C. 指导日常护理
   D. 预防感染
   E. 添加辅食
8. 婴儿期保健的内容**不包括**
   A. 合理喂养
   B. 生长发育监测
   C. 预防感染及预防接种
   D. 独立生活能力的培养
   E. 促进感知觉的发育
9. 集体托儿机构防病制度的内容，**不包括**
   A. 定期体检
   B. 晨、晚间检查制度
   C. 安全制度
   D. 清洁卫生及传染病隔离制度
   E. 每月家访制度
10. 培养幼儿良好生活习惯**不包括**
    A. 睡眠习惯
    B. 个人卫生习惯
    C. 自主学习和劳动习惯
    D. 饮食习惯
    E. 排便习惯
11. 注射活疫苗时以下操作**不正确**的是
    A. 了解小儿身体健康情况，进行必要体检
    B. 查对疫苗名称、有效期、有无变质
    C. 准备好急救药品
    D. 注射前用碘酒、乙醇消毒皮肤
    E. 向家长说明疫苗的副作用和注射后反应
12. 小儿接种疫苗后，常见的一般反应，**不包括**
    A. 接种部位红肿
    B. 低热
    C. 过敏性皮疹
    D. 恶心、呕吐
    E. 腹泻

【A_2 型题】

1. 患儿，6个月男婴，因肺炎和重度营养不良入院。同病室一患儿出现麻疹。虽然麻疹患儿于当日已转离病房，为预防小男婴出现麻疹，最合适的做法是
   A. 2天内注射麻疹疫苗
   B. 当天注射麻疹疫苗
   C. 当天立即采取被动免疫
   D. 当天立即出院
   E. 观察1周，如果状态不好给予丙种球蛋白注射
2. 健康男婴，3个月，来门诊进行免疫接种，按照计划免疫接种程序，他应该接种的是
   A. 卡介苗
   B. 百白破第一次
   C. 脊髓灰质炎第一次
   D. 麻疹第一次
   E. 乙肝第二次
3. 小儿，5个月，接种百白破疫苗当日傍晚，接种部位出现红肿，直径约3cm，下面说法**错误**的是
   A. 可用干净毛巾局部热敷
   B. 应尽快服用抗生素，防止感染
   C. 正常反应，适当休息
   D. 约24小时后可自行消退
   E. 保持局部清洁，不洗澡

【A_3/A_4 型题】

（1～3题共用题干）

患儿，女，2岁，空腹来到保健中心，进行百白破疫苗的加强免疫注射。等待注射

期间，看见穿白大衣的护士很害怕，哭闹不止。注射疫苗过程中出现面色苍白、手足发凉，额头出汗，饮糖水后缓解。

1. 该患儿很可能出现了什么问题？
   A. 晕针
   B. 过敏性休克
   C. 贫血
   D. 癔症
   E. 胃痛
2. 出现上述情况，处理方法**不恰当**的是
   A. 立即平卧
   B. 采取头低位
   C. 保持安静
   D. 饮用糖水或含糖饮料
   E. 立即注射 1∶1000 肾上腺素
3. 对于多数小儿来说，注射疫苗可能出现的反应中，常见的一般反应**不包括**
   A. 发热
   B. 恶心
   C. 注射部位红肿
   D. 轻度腹泻
   E. 过敏性休克

（4～6 题共用题干）

患儿，2 个月，男，母乳喂养，生后体健。

4. 患儿近期应接种的疫苗是
   A. 乙肝疫苗第二针
   B. 脊髓灰质炎减毒活疫苗
   C. 麻疹疫苗
   D. 乙型脑炎疫苗
   E. 卡介苗
5. 到了与保健中心提前预约的接种日期，患儿晨起出现发热、咳嗽，应该
   A. 如期接种疫苗
   B. 体温＜39℃可行疫苗接种
   C. 应暂推迟疫苗接种，待康复后再行接种
   D. 根据患儿家长的意见决定是否接种
   E. 服用退热药，体温降至正常后接种
6. 患儿 3 个月时，护士给患儿服用脊髓灰质炎糖丸，**不恰当**的是
   A. 冷开水溶化糖丸
   B. 服用糖丸前半小时内不能喝热水或吃热的食物
   C. 服用糖丸后，可喝奶，以减少患儿哭闹，帮助吞咽
   D. 患儿若吐出糖丸，可补服一次
   E. 服用糖丸后，1 小时内不能喝热水

【B_1 型题】

（1～3 题共用题干）

A. 卡介苗
B. 麻疹疫苗
C. 霍乱菌苗
D. 乙型脑炎疫苗
E. 百日咳菌苗

1. 属于减毒活疫苗的是
2. 属于活菌苗的是
3. 属于灭活疫苗的是

（4～6 题共用题干）

A. 出生 24 小时后
B. 2 个月
C. 3 个月
D. 5 个月
E. 8 个月

4. 卡介苗的初种时间为
5. 麻疹疫苗第一针的接种时间为
6. 初服脊髓灰质炎糖丸的时间为

四、问答题

1. 预防注射的异常反应有哪些？如何处理？
2. 小儿预防接种有哪些禁忌证？

参考答案

一、名词解释

1. 计划免疫：计划免疫是指根据对传染病疫情监测和人群免疫状况的分析，按照规定的免疫程序，有计划地利用疫苗进行预防接种，以提高人群免疫水平，达到控制乃至最终消灭相应传染病的目的。

2. 预防接种：是指利用人工制备的抗原或抗体，通过适宜的途径接种于人体，使个体和群体对相应传染病产生特异性的主动或被动免疫。

二、填空题

1. 24～48　全面体检　指导喂养　建立新生儿健康管理卡　预防接种卡

2. ①过敏性休克　②晕针　③过敏性皮疹 ④扩散

3. 卡介苗　乙肝疫苗第一针

4. ①卡介苗　②乙肝疫苗　③脊髓灰质炎减毒活疫苗丸　④百白破三联疫苗　⑤麻疹减毒活疫苗　⑥乙脑疫苗　⑦A 群流脑疫苗

三、选择题

A_1 型题

1. D　2. A　3. D　4. E　5. D　6. D　7. E　8. D
9. E　10. C　11. D　12. C

A_2 型题

1. C　2. B　3. B

A_3/A_4 型题

1. A　2. E　3. E　4. B　5. C　6. C

B_1 型题

1. B　2. A　3. D　4. A　5. E　6. B

四、问答题

1. 异常反应：只有少数小儿出现，应紧急处治。

（1）过敏性休克：在注射后数分钟或半小时～2 小时以内出现不安、脸色苍白、口唇青紫、出冷汗、四肢冰凉、呼吸困难、脉速而细、恶心、呕吐、惊厥、大小便失禁以至昏迷，如不及时抢救，可在短期内发生生命危险。应使患儿平卧、头部放低、安静、保暖，并立即皮下或静脉注射 1∶1000 肾上腺素 0.5～1ml，必要时可重复注射，有条件时应吸入氧气，病情稍稳定后，应速转至就近医院抢救。

（2）晕针：儿童常由于空腹、疲劳、室内闷热、情绪紧张或恐惧等原因，在注射中或注射后数分钟内发生。轻者心慌、胃部不适、恶心、手足发木等；重者面色苍白、心跳加速、恶心、出冷汗、手足发凉，应马上平卧、头低、安静，饮用糖水，短时间内可恢复。

（3）过敏性皮疹：以荨麻疹最为常见，一般接种后几小时至几天内出现，经服用抗组胺药物后即可痊愈。

（4）扩散：免疫功能缺陷或功能低下者，接种减毒活菌（疫）苗后，则可扩散为全身感染，如口服脊髓灰质炎减毒活疫苗则可引起脊髓灰质炎，接种卡介苗可发生粟粒性结核。

2. 禁忌证　急性传染病及恢复期病人、有传染病接触史、未过检疫期者、严重慢性病、消耗性疾病、活动性肺结核、化脓性皮肤病、过敏者；某些疫苗还有特殊的禁忌证，尤应严格掌握，如免疫缺陷患儿禁用脊髓灰质活疫苗；近1个月内注射过丙种球蛋白者，不能接种活疫苗；各种制品的特殊禁忌证应严格按照制品使用说明执行。

（肖　倩）

第五章　儿童健康评估

强化练习题

一、名词解释

1. 主诉　2. 现病史

二、填空题

1. 与患儿及其家庭沟通的目的是______、______、______、______、______。

2. 采集儿科护理病历的一般情况包括______、______、______、______、______、______、______等项。

3. 护理措施实施前准备工作包括______、______、______。

4. 护理病历是对护理活动______、______的记录。

5. 护理计划成文是护士的又一项重要工作，即将______、______、______和______以一定的格式书写出来。

6. 护理计划书写格式的主要内容基本包括______、______、______、______、______等。

7. 实施是执行______的过程。

8. 在与儿童进行沟通时，护士应采取与患儿视线______。

9. 排列护理诊断优先顺序的依据是______和______。

10. 采集儿科护理病历的既往健康状况包括______、______、______、______、______、______、______等。

11. 采集儿科护理病历的现病史包括______、______、______、______以及______等。还应包括其他系统和全身的______，以及同时______。

三、选择题

【A_1 型题】

1. 与患儿及其家庭沟通的关键是
   A. 促使家长带儿童来院就诊
   B. 发现对评估病情有用的线索
   C. 鼓励家长参与照顾儿童
   D. 帮助患儿和家长做好准备
   E. 了解此次患病的详细情况

2. 儿科护理病历的采集中有关患儿年龄的要求**错误**的是
   A. 1 岁以上记录岁数
   B. 新生儿记录天数
   C. 婴儿记录月数
   D. 1 岁以上记录几岁几个月
   E. 患儿越小越应询问确切

3. 护理评价是
   A. 护理程序的最后一步
   B. 护理程序的第一步
   C. 贯穿于护理程序的始终

D. 决定护理程序的实施
E. 决定护理程序的评估

4. 儿童体格检查的顺序
A. 视儿童发育情况灵活掌握
B. 视儿童认知情况灵活掌握
C. 视儿童合作程度灵活掌握
D. 视儿童病情、当时情绪灵活掌握
E. 视儿童理解程度灵活掌握

5. 对急症或危重抢救病例，应先
A. 安抚家长以配合抢救儿童
B. 鼓励家长参与抢救儿童
C. 了解家人对患儿疾病的认识程度
D. 理解家长因子女患病而引起的焦虑心情
E. 检查生命体征或与疾病有关的部位

6. 在与儿童进行沟通时，护士需首先
A. 鼓励家长
B. 自我介绍
C. 理解家长
D. 自我完善
E. 配合家长

7. 护理病历是对护理活动
A. 过程的记录
B. 准确、完整的纪录
C. 执行的记录
D. 完成后的记录
E. 开始前的记录

四、简答题

1. 概述与患儿及其家庭的沟通的方法。
2. 家庭评估的主要评估内容有哪些？
3. 儿童体格检查的注意事项有哪些？
4. 制定护理措施的依据有哪些？
5. 实施护理计划时的注意事项有哪些？

参考答案

一、名词解释

1. 是促使家长带儿童来院就诊的主要原因（症状）及其时间。
2. 此次患病的详细情况，包括发病时间、主要症状、病情发展、严重程度，以及诊治经过等。还应包括其他系统和全身的伴随症状，以及同时存在的疾病。

二、填空题

1. 获得或提供信心　发展信任关系　表示关爱　收集患儿的资料　进行健康教育
2. 姓名　性别　年龄　出生年月日　种族　入院日期　病历申述者
3. 准备好要使用的物品　场所　帮助患儿和家长做好准备
4. 准确　完整
5. 护理诊断　护理目标　护理措施　措施依据
6. 日期　护理诊断　护理目标　护理措施　护理评价
7. 护理计划
8. 平行的位置
9. 马斯洛的需要层次　患儿的特殊需求

10. 出生史 喂养史 生长发育史 既往健康史 家族史 传染病接触史 日常活动
11. 发病时间 主要症状 病情发展 严重程度 诊治经过 伴随症状 存在的疾病

三、选择题

A_1 型题

1. B　2. A　3. C　4. D　5. E　6. B　7. B

四、简答题

1. 与患儿及其家庭的沟通的方法有：

(1) 年幼儿童多不能自述病史，须由家长或主要照顾者代述。护士应态度和蔼、语言温和，理解家长因子女患病而引起的焦虑心情，并给予适当的安慰。

(2) 护士需首先自我介绍，然后鼓励父母详细叙述病情经过，以及儿童以往的健康状况。耐心听取，不要轻易打断，然后根据需要给予必要的提示和引导，以获得详尽、确切的资料。

(3) 要关心孩子与家长，以取得家长和孩子的信任，尊重家长和孩子的隐私并为其保密。不要对家长的某些观念、价值观抱有成见和进行评价和批评，从而妨碍双方信任感的建立，也应避免以暗示的语气引导家长提供护士所希望的材料，而使资料失去真实性、可靠性。

(4) 在与儿童进行沟通时，护士应采取与患儿视线平行的位置，注意避免突然接近患儿，以及避免目光持续接触儿童，使其感到有威胁感。

(5) 沟通时可通过娃娃等玩具作为媒介，帮助沟通。当病情危急时可先重点询问现病史，边体检边询问，以便及时进行抢救，待病情稳定后再仔细了解全面病史。

(6) 护士语言要通俗易懂、清楚、明确，使用较简短的语句，语速稍慢。也可通过握手、拥抱、面部接触、抚摸等无言的行动起到巨大的心理沟通作用。

(7) 年龄较大的患儿可补充叙述有关病情的细节，但应注意其记忆及表达的准确性。

(8) 当病情危急时可先重点询问现病史，边体检边询问，以便及时进行抢救，待病情稳定后再仔细了解全面病史。

2. 家庭评估的主要评估内容有：

(1) 家庭环境：包括①家庭外环境，如居住地区、周边环境、人口密度、交通状况、邻里关系等；②家庭（居室）内环境，如居住面积、房屋类型、室内温湿度及采光条件等。

(2) 家庭各成员基本资料：性别、年龄、职业、文化、健康资料等。

(3) 家庭经济状况：家庭收入状况、医疗费用的支出方式及对家庭经济状况的影响。

(4) 家庭生活方式与健康观念：卫生、饮食、运动及家人对患儿疾病的认识程度等。

(5) 家庭功能：家庭成员之间的关系，家庭成员之间的接纳和支持的程度等。

3. 儿童体格检查的注意事项有：

(1) 为取得患儿合作，对婴幼儿在开始检查前应先与其交谈，或用玩具、听诊器等与之游戏，以解除恐惧心理及紧张情绪，或以表扬的语言鼓励患儿，使之勇于接受检查。

(2) 根据患儿年龄采取适当的检查体位。

(3) 检查中应减少不良刺激，对于较大儿童还要照顾他（她）们的害羞心理和自尊心，不要过多地暴露身体。

（4）应注意隔离保护，预防交叉感染和意外伤害。

（5）检查顺序应视小儿病情、当时情绪灵活掌握。易受哭闹影响的项目先检查，如先测呼吸、脉搏、听心肺等。检查咽部、眼部时对小儿刺激较大，应放在最后。

（6）对急症或危重抢救病例，应先重点检查生命体征或与疾病有关的部位，全面的体检最好在病情稍稳定后进行，也可边抢救边检查。

4. 护理措施是针对某个特定患儿及其家庭的健康需求而制订的，它是围绕服务对象的护理诊断，结合健康评估所得的具体情况，运用自己的专业知识和经验作出决策的过程。包括三个方面：①来自于医嘱的治疗措施；②护士与其他健康保健人员相互合作采取的措施，如护士与营养师、康复治疗师等的配合；③护士独立提出和采取的措施，如预防褥疮的护理，进行健康教育，为儿童提供治疗性游戏等措施。在制订护理目标和护理措施的过程中，应鼓励儿童和家长积极参与。

5. 实施护理计划时的注意事项有：

（1）通过实施各种具体护理措施，护士帮助患儿和家庭满足其特殊需要，解决健康问题。

（2）在实施过程中不仅需要具备丰富的专业知识、熟练的操作技能，而且需要具备与不同年龄阶段儿童及其家庭沟通的能力。

（3）在实施前应做好准备工作，包括回顾护理计划的内容，准备好要使用的物品、场所等。帮助患儿和家长做好准备，向他们解释护理措施的目的，具体操作过程及如何配合，护理措施的结果以及还有哪些注意事项等。

（4）使患儿和家长能够最大程度地了解护理过程，获得心理的安全感，更好地配合护士的活动。

（5）在实施过程中护士要注意观察，有效沟通，灵活运用自己的知识和技能，同时，鼓励家长参与照顾儿童的活动等。

（6）实施过程结束后，护士要及时记录完成的护理措施及执行过程中的观察所见和存在问题。记录应及时、准确、真实、重点突出。记录格式可用文字描述或填表等方式。

（陈　华）

第六章　住院儿童护理

强化练习题

一、名词解释

1. 治疗性游戏　2. 分离性焦虑　3. 代谢性酸中毒　4. 外周中心静脉导管
5. 脱水　6. 等渗性脱水

二、填空题

1. 分离性焦虑在__________月至__________岁的婴幼儿表现的最为明显。

2. 家长对儿童患病住院的最初反应往往是__________，继而他们会感到__________，认为是由于自己的过失而使小儿生病。

3. 濒死儿童父母的心理反应可分为五个阶段__________、__________、__________、__________、__________。

4. 婴幼儿选择镇静止惊药时，对呼吸中枢有抑制作用的药物如__________、__________一般不用。

5. 目前小儿常用的口服退热药是__________和__________。

6. 婴幼儿呼吸道狭窄又不会咳嗽，所以当有咳嗽咳痰时，一般不使用__________药，而是采用__________药。

7. 低渗性脱水时血清钠__________，等渗性脱水时血清钠__________，高渗性脱水时血清钠__________，低钾血症时血钾__________。

8. 小儿约束法主要有全身约束法、__________和__________。

9. 在暖箱中培育的婴儿体重达__________以上，室温在24～26℃时，在不加热的暖箱内能保持正常体温，且吃奶好，体重持续增长者，可出暖箱。

三、选择题

【A_1型题】

1. 1～6个月的婴儿对住院出现不适应的反应，主要是由于
   A. 分离性焦虑
   B. 基本生理需要未满足
   C. 害怕治疗
   D. 害怕检查
   E. 沟通障碍

2. 逐步了解死亡概念，知道死亡是生命的终结的年龄阶段是
   A. 婴儿期
   B. 幼儿期
   C. 学龄前期
   D. 学龄期
   E. 青春期

3. 可以按年龄推算药量的是
   A. 止咳药
   B. 抗生素
   C. 化疗药
   D. 镇静止惊药

E. 肾上腺皮质激素
4. 新生儿使用以下哪种药物会产生“灰婴综合征”
A. 地西泮
B. 氯霉素
C. 青霉素
D. 水合氯醛
E. 庆大霉素
5. 以下哪项不是口服补液盐的组成成分
A. 氯化钠
B. 碳酸氢钠
C. 葡萄糖
D. 氯化钙
E. 氯化钾
6. 25公斤小儿体表面积为
A. $0.58m^2$
B. $0.78m^2$
C. $0.98m^2$
D. $1.08m^2$
E. $1.18m^2$
7. 肾上腺皮质激素的适应证**不包括**
A. 急性严重感染
B. 过敏性疾病
C. 白血病
D. 肾病综合征
E. 水痘
8. 最常用的给药方法是
A. 口服给药法
B. 肌内注射法
C. 静脉滴注
D. 静脉推注
E. 灌肠法
9. 小儿与成人体液分布的差异主要是小儿的
A. 间质液含量高
B. 血浆含量高
C. 细胞内液含量高
D. 间质液和血浆含量均高
E. 细胞内液和血浆含量均高
10. 造成低血钾的原因**不包括**
A. 长期禁食
B. 腹泻
C. 胃肠引流
D. 口服螺内酯
E. 口服泼尼松
11. 婴儿盆浴法的适宜水温是
A. 38～40℃
B. 35～36℃
C. 32～34℃
D. 30～31℃
E. 28～29℃
12. 小儿股静脉穿刺取血的穿刺部位是
A. 在腹股沟中1/3与内1/3交界处
B. 在腹股沟中1/3与外1/3交界处
C. 在腹股沟中点位置
D. 在腹股沟外1/4处
E. 在腹股沟内1/4处
13. 蓝光治疗时，灯管与婴儿皮肤的适宜距离为
A. 50～55cm
B. 33～50cm
C. 25～33cm
D. 20～30cm
E. 10～20cm
14. 下列口服给药时的操作正确的是
A. 小婴儿应采取平卧位给药
B. 油类药物可以用滴管直接滴入口中
C. 患儿拒绝服药时可以暂停给药
D. 可以用奶瓶给小婴儿喂药
E. 药物可以和食物混合喂服
15. 蓝光照射前，护士的准备工作**不包括**
A. 用黑眼罩遮盖患儿双眼
B. 用长形尿布保护患儿会阴
C. 沐浴/擦浴，清洁患儿皮肤
D. 在皮肤上涂油保护
E. 测体重

【A_2 型题】

1. 一位2岁幼儿因病住院，与父母分离时

大声哭闹，拒食，以下说法**错误**的是
A. 这是儿童的一种正常反应
B. 该患儿与父母有较亲密的关系
C. 这是患儿出现分离性焦虑的表现
D. 患儿已经出现了退化行为
E. 患儿处于分离性焦虑的反抗阶段

2. 患儿，5个月，躁动不安，选择镇静止惊药时**不宜选择**
A. 地西泮
B. 吗啡
C. 苯巴比妥
D. 异丙嗪
E. 氯丙嗪

3. 患儿，男，4岁，大便干燥、便秘，可采取的措施**不包括**
A. 饮食调节
B. 开塞露
C. 甘油栓
D. 口服果导片
E. 清洁灌肠

4. 患儿，1岁10个月，腹泻3天，加重1天，下面采取的措施中，**不恰当**的是
A. 纠正水和电解质紊乱
B. 控制肠道感染
C. 使用止泻药
D. 给予助消化药
E. 给予调整微生态的活菌制剂

5. 患儿，男，4岁，双脚烫伤，患儿哭闹，诉伤口疼痛。评估该患儿的疼痛程度，适合的方法是
A. 使用Wong-Baker疼痛评估脸谱表
B. 使用数字式疼痛评估工具
C. 请患儿语言描述疼痛性质和程度
D. 由家长估计并描述
E. 根据患儿哭声大小进行判断

【A_3 型题】

（1～3题共用题干）

患儿，女，早产（$34w^{+1}$），生后即入暖箱，住院治疗。住院初期黄疸逐渐加重，给予光照疗法。

1. 光照疗法能够减轻黄疸的原理是
A. 使未结合胆红素经光氧化分解为无毒的水溶性衍生物，易于从胆汁和尿液排出体外
B. 使皮肤保持温热，有助于促进患儿舒适，增强抵抗力
C. 促进胆红素生成，有利于增加未结合胆红素浓度
D. 促进肝功能的成熟，增强肝排泄胆红素的能力
E. 促进肠道将结合胆红素分解为未结合胆红素

2. 光疗过程中，以下护理措施**不恰当**的是
A. 将患儿裸体放入已预热好的光疗箱中，并记录开始光疗的时间
B. 光疗中注意使患儿皮肤广泛均匀受到照射
C. 在光疗过程中保证水分和营养供给
D. 若患儿出现皮疹，无论轻重，不需处理，继续光疗，光疗结束自行消退
E. 严密监测体温，同时观察箱温变化

3. **不符合**患儿出暖箱指征的是
A. 体重2000g以上
B. 在不加热的暖箱内能保持正常体温
C. 吃奶好
D. 暖箱调至合理温度时，患儿体温时有波动
E. 体重持续增长

（4～5题共用题干）

某药物，成人剂量为每日2g，小儿剂量为每日40mg/kg，小儿体重15kg。

4. 按体重计算，药物剂量应为
A. 每日300mg
B. 每日400mg
C. 每日500mg
D. 每日600mg

E. 每日 700mg

5. 按成人剂量折算，药物剂量应为
   A. 每日 500mg
   B. 每日 600mg
   C. 每日 700mg
   D. 每日 800mg
   E. 每日 900mg

【A_4 型题】

(1～3 题共用题干)

患儿丁一，男，1 岁 4 个月，因腹泻呕吐 6 天，加重 1 天，急诊入院。

1. 入院当日，患儿面色有些发灰，精神萎靡，四肢发凉，哭时泪少，推测患儿的脱水程度为
   A. 轻度脱水
   B. 中度脱水
   C. 重度脱水
   D. 还无法判断
   E. 无脱水症状
2. 经医生查体，发现患儿心率 160 次/分，律整，心音低钝，无杂音。腹稍胀，肠鸣音减弱。四肢肌张力低下，腱反射未引出。提示患儿很可能出现了什么问题
   A. 低钙血症
   B. 高渗性脱水
   C. 低渗性脱水
   D. 代谢性酸中毒
   E. 低钾血症
3. 医生为患儿进行了补液治疗，**不符合**补液原则的是
   A. 先盐后糖
   B. 先浓后淡
   C. 先慢后快
   D. 见尿补钾
   E. 见惊补钙

【B_1 型题】

(1～3 题共用题干)

A. ＜5%
B. 5%～10%
C. 10%～12%
D. ＞15%
E. ＞20%

1. 小儿轻度脱水，丢失水分占体重的百分比为
2. 小儿中度脱水，丢失水分占体重的百分比为
2. 小儿重度脱水，丢失水分占体重的百分比为

(4～6 题共用题干)

A. 等渗性脱水
B. 高渗性脱水
C. 低渗性脱水
D. 代谢性酸中毒
E. 低钾血症

4. 水和电解质等比例丢失，血浆渗透压正常，属于
5. 水的丢失多于电解质的丢失，细胞内脱水明显，属于
6. 神经肌肉兴奋性降低，膝腱反射减弱，心音低钝，属于

四、问答题

1. 简述治疗性游戏的作用和方法。
2. 简述影响儿童适应住院的因素。
3. 简述对幼儿期儿童住院时的心理护理措施。
4. 简述慢性病对儿童的影响。
5. 简述小儿用药的特点。
6. 简述小儿光照疗法的指征及光疗过程中的护理方法。

参考答案

一、名词解释

1. 治疗性游戏：当游戏起到应对恐惧和焦虑的作用时称为治疗性游戏。治疗性游戏的作用是评估儿童对疾病的了解和认知，以便及时对儿童进行护理干预。

2. 分离性焦虑：自婴儿中期至学龄前期的儿童，特别是 6 个月至 2 岁半的婴幼儿，与父母或最亲密的人分开时所表现出来的行为特征，称为分离性焦虑。包括反抗、失望、超然或否认三阶段。

3. 代谢性酸中毒：是由于体内碱性物质丢失过多或酸性物质过多堆积，为［H^+］增加或［HCO_3^-］减少所致，血 pH＜7.35。

4. 外周中心静脉导管（PICC）：是经外周静脉穿刺置入的导管，其尖端定位于上腔静脉或锁骨下静脉。

5. 脱水：是指由于水的摄入量不足和丢失过多引起的体液总量，尤其是细胞外液量的减少。脱水时除失水外，还同时伴有钠、钾和其他电解质的丢失。

6. 等渗性脱水：水和电解质成比例丢失，血浆渗透压正常，血清钠为 130～150mmol/L，丢失的体液主要是细胞外液。

二、填空题

1. 6 个　2.5
2. 否认　内疚
3. 否认或震惊　愤怒　协议或磋商　抑郁　接受
4. 吗啡　可待因
5. 对乙酰氨基酚　布洛芬
6. 镇咳药　祛痰药
7. ＜130mmol/L　130～150mmol/L　＞150mmol/L　＜3.5mmol/L
8. 四肢约束法　头部约束法
9. 2000g

三、选择题

A_1 型题

1. B　2. D　3. A　4. B　5. D　6. C　7. E　8. A
9. A　10. D　11. A　12. A　13. B　14. B　15. D

A_2 型题

1. D　2. B　3. D　4. C　5. A

A_3 型题

1. A　2. D　3. D　4. D　5. B

A_4 型题

1. B　2. E　3. C

B_1 型题

1. A　　2. B　　3. C　　4. A　　5. B　　6. E

四、问答题

1. （1）治疗性游戏的作用是评估儿童对疾病的了解和认知，以便及时对儿童进行护理干预。可帮助护士接近患儿，并解释病因、治疗、护理过程、自我保健知识等，同时使患儿可以表达自己的恐惧、焦虑情绪和幻想。护士应根据患儿年龄、病情选择适当的游戏与玩具。

（2）常用的方法包括讲故事、绘画、听音乐、用玩偶游戏以及进行具有情节、戏剧性的游戏。

2. 影响儿童适应住院的因素主要包括以下内容：

（1）成长发展阶段。

（2）所患疾病及其严重程度。

（3）以往患病、与父母分离或住院的经历。

（4）应对应激事件的技巧。

（5）其他可利用的支持系统或资源。

3. 幼儿期儿童住院时的主要心理护理措施如下：

（1）设固定护士对幼儿进行连续、全面的护理。

（2）尽量满足幼儿住院前的爱好及生活习惯，讲解医院的生活安排及环境。

（3）了解患儿的习惯用语和特殊表达方式，并可用非语言的沟通方式与患儿交流。

（4）使患儿有机会发展其自主性，若病情许可，不要过分限制其活动，但应注意采取安全措施。

（5）当有皮肤破损或需要手术时，应为患儿进行解释，并及时进行局部包扎，使其感到安全。

4. 慢性疾病对儿童的影响：

（1）情绪不稳定：因患儿处于长期疾病和治疗的压力之下，自我控制能力减低，情绪不能适当发泄等，其情绪不如正常儿童一样稳定。

（2）自我意识增强：家长往往过度保护患儿，使其自认为是家庭的中心，对父母常提出过分要求。

（3）行为幼稚化：自我照顾能力减低，依赖性增强。

（4）猜忌心增强：患儿对周围环境和事物比较敏感，好猜忌。

（5）社交退缩：慢性病使患儿的生活方式发生改变，他们感到自己与其他儿童的区别，从而影响患儿的社会交往。他们或对社会生活期望过高，或对社会生活感到畏惧，导致其社交能力的退缩。

5. 小儿用药特点包括：

（1）小儿血脑屏障不完善，药物容易通过血脑屏障到达中枢系统。

（2）小儿肝肾功能及某些酶系统发育不完善，对药物的代谢和解毒功能较差。

（3）小儿易发生电解质紊乱。

（4）胎儿、乳儿易受母亲用药的影响。

（5）遗传因素。在用药过程中还应考虑家族中有遗传病史的患儿对药物的先天性反应异常；对患儿家族中有药物过敏史者应慎用某些药物。

6. 小儿进行光照疗法的指征及光疗过程中的护理要点如下：

（1）光疗的指征：任何原因（如溶血病、败血症等）引起的间接胆红素增高的黄疸患儿均可采用光照疗法，凡总胆红素在 221～256.5μmol/L（12.9～15mg/dl）及以上者，在检查病因的同时，可开始光疗。若已确诊为溶血病患儿，应及早进行光疗。需要换血的患儿，在换血前也可进行光疗，以减少换血次数。

（2）光疗过程中的护理：①患儿裸体入已预热好的光疗箱，记录光疗开始的时间。②光疗中注意使患儿皮肤广泛均匀受到照射。使用单面光疗箱一般每 2 小时更换 1 次体位。③严密监测体温和箱温，每 2～4 小时测体温 1 次，同时观察箱温变化。④在光疗过程中保证水分和营养供给，观察和记录出入量。⑤光疗副作用一般较轻，应注意观察和处理。常见副作用包括：发热、腹泻、呕吐、皮疹、青铜症等，一旦出现，给予及时处理。⑥严密观察病情变化，光疗前后及光疗期间应监测血清胆红素变化，以判断疗效。光疗过程要观察患儿生命体征、黄疸消退情况、皮肤有无发红和皮疹、大小便颜色与性状，以及有无烦躁不安、嗜睡、呕吐、哭声和吸吮能力变化等，以及时发现光疗副作用和有无核黄疸发生，及时与医师联系，进行处理和抢救。⑦注意保持灯管及反射板清洁。⑧血清胆红素下降至 171μmol/L（10mg/dl）时可停止光疗。

（肖　倩）

第七章　营养性疾病患儿的护理

强化练习题

一、名词解释

1. 蛋白质-能量营养不良　2. 肥胖症　3. 维生素D缺乏性佝偻病
4. 维生素D缺乏性手足搐搦症

二、填空题

1. 营养不良最初的临床表现为＿＿＿＿。
2. 营养不良时全身皮下脂肪消减最先出现的部位是＿＿＿＿。
3. 肥胖症是由于＿＿＿＿长期超过＿＿＿＿，导致体内脂肪积蓄过多，体重超过一定范围的营养障碍性疾病。
4. 肥胖症治疗原则为＿＿＿＿，＿＿＿＿为主，消除＿＿＿＿的综合治疗措施。
5. 维生素D缺乏性佝偻病病因中最主要的是＿＿＿＿＿＿＿＿。
6. 维生素D缺乏早期发生手足搐搦症的原因是：血钙降低，＿＿＿＿反应迟钝，引起手足搐搦发作。

三、选择题

【A_1 型题】

1. 营养不良患儿的早期表现
   A. 皮下脂肪的减少
   B. 体重不增
   C. 精神不振
   D. 血浆蛋白质下降
   E. 低血糖
2. 营养不良时患儿皮下脂肪消失的顺序为
   A. 腹部、面部、躯干、臀部、四肢
   B. 腹部、躯干、臀部、四肢、面部
   C. 四肢、躯干、臀部、腹部、面部
   D. 面部、腹部、躯干、四肢、臀部
   E. 躯干、四肢、面部、臀部、腹部
3. 营养不良常见于
   A. 1岁以下小儿
   B. 2岁以下小儿
   C. 3岁以下小儿
   D. 5岁以下小儿
   E. 8岁以下小儿
4. 小儿营养不良的血生化检查的特征性改变是
   A. 血清酶活性降低
   B. 血清胆固醇升高
   C. 血清胆固醇降低
   D. 血糖降低
   E. 血清白蛋白浓度降低
5. 人体维生素D的主要来源是
   A. 乳类中的维生素D
   B. 蛋黄中的维生素D
   C. 猪肝中的维生素D
   D. 植物中的维生素
   E. 皮肤中的7-脱氢胆固醇
6. 小儿肥胖的标准为
   A. 体重高于同年龄、同身高正常小

儿标准的10%
B. 体重高于同年龄、同身高正常小儿标准的15%
C. 体重高于同年龄、同身高正常小儿标准的20%
D. 体重高于同年龄、同身高正常小儿标准的30%
E. 体重高于同年龄、同身高正常小儿标准的50%

7. **不符合**佝偻病初期主要临床表现的是
A. 睡眠不安
B. 夜啼
C. 枕秃
D. 头部多汗
E. 颅骨软化

8. **不符合**佝偻病头部骨骼改变的是
A. 颅骨软化
B. 乳牙萌出推迟
C. 前囟迟闭
D. 小头畸形
E. 方颅

9. **不属于**佝偻病激期骨骼改变的是
A. 颅骨软化
B. 鸡胸、漏斗胸
C. 前囟迟闭
D. 枕秃
E. 肋骨串珠

10. 佝偻病的病因**不包括**下列哪项
A. 日光照射不足
B. 早产儿出生后生长速度快
C. 母乳喂养未及时合理添加辅食
D. 长期服用阿司匹林
E. 孕母缺乏维生素D

11. 预防佝偻病发生的措施**错误**的是
A. 母孕期应多晒太阳
B. 母孕期末三个月应补充维生素D
C. 坚持母乳喂养
D. 婴儿在生后两个月起补充维生素D
E. 按时添加辅食

12. 单纯性肥胖症的临床表现应为
A. 皮脂积聚呈向心性
B. 脂肪积累以腰部及下腹部为显著
C. 皮下脂肪增多，分布均匀
D. 皮脂积聚以四肢为主
E. 皮脂积聚以面部为主

13. 佝偻病后遗症期主要表现为
A. 血磷下降，血钙正常
B. 睡眠不安及多汗
C. X线长骨干骺端呈毛刷状改变
D. 骨骼畸形
E. 肌肉韧带松弛

14. 新生儿出生两周后应口服维生素D预防佝偻病，剂量为每日
A. 100IU
B. 200IU
C. 300IU
D. 400IU
E. 900IU

15. 维生素D缺乏性手足搐搦症的直接原因是
A. 维生素D缺乏
B. 血磷明显降低
C. 碱性磷酸酶增高
D. 血清离子钙降低
E. 钙磷乘积降低

16. 富含锌的食物包括
A. 新鲜蔬菜
B. 新鲜水果
C. 粗粮、米、面
D. 大豆及豆制品
E. 肝、鱼、瘦肉

17. 下列选项中**不属于**锌缺乏症的病因的是
A. 母乳喂养
B. 以素食为主
C. 长期腹泻
D. 早产
E. 肾病综合征

【A_2型题】

1. 3岁半小儿，体检见鸡胸及轻度“X”

形腿，血钙及血磷正常。正确的诊断为
A. 佝偻病初期
B. 佝偻病激期
C. 佝偻病恢复期
D. 佝偻病后遗症期
E. 软骨营养不良

2. 患儿，女，2 岁，体重 8kg，身高 70cm，诊断为营养不良，对其治疗最重要的是
A. 去除病因，加强护理
B. 去除病因，调整饮食
C. 促进消化功能
D. 促进代谢功能
E. 调整饮食，治疗并发症

3. 患儿，男，5 岁，体重 35kg，身高 110cm，平日喜肉食、甜食，诊断为单纯性肥胖，医生嘱其正确的饮食结构为
A. 低脂肪、低糖、高蛋白质
B. 低脂肪、高糖、低蛋白质
C. 高脂肪、低糖、低蛋白质
D. 高脂肪、低糖、高蛋白质
E. 低脂肪、低糖、低蛋白质

4. 家长到儿童保健门诊咨询，其儿 1 岁，不喜吃维生素 D，可否停药。医生的回答是，为预防佝偻病，一般应服维生素 D 预防量至
A. 6 个月
B. 1.5 岁
C. 2 周岁
D. 3 周岁
E. 4 周岁

5. 社区护士为某刚出生一周的新生儿做家访，告知其家长，为预防小儿佝偻病，维生素 D 制剂的补充通常开始于生后
A. 1 周
B. 2 周
C. 3 周
D. 4 周
E. 6 周

6. 患儿，女，5 个月，突然发生四肢抽搐，持续 2 分钟，母乳喂养，未加辅食及补充维生素 D，户外活动少，诊断为手足搐搦症。该症发作时，血清总钙低于
A. 1.0mmol/L
B. 1.38 mmol/L
C. 1.88 mmol/L
D. 2.25 mmol/L
E. 2.7 mmol/L

7. 患儿，女，2 岁，体重 8kg，身长 70cm，不喜肉食，长期腹泻，诊断为锌缺乏症。下面**不属于**该患儿表现的是
A. 喜食异物
B. 注意力不集中
C. 口腔溃疡
D. 头发干枯
E. 蛋白尿

8. 患儿，男，6 岁，诊断为锌缺乏症。护士建议其应多摄入的食物为
A. 蔬菜
B. 海带
C. 柑橘
D. 鱼、肉
E. 玉米

9. 患儿，男，8 个月，诊断为维生素 D 缺乏性佝偻病，对其护理措施正确的是
A. 多休息，少户外活动
B. 多吃蔬菜水果，少吃肉类
C. 锻炼小儿早日站立行走
D. 人工喂养
E. 有骨骼畸形者可行肌肉按摩

10. 护士在为家长做如何预防维生素 D 缺乏性佝偻病的健康教育时，建议应多摄入的食物为
A. 菠菜
B. 海带
C. 苹果
D. 猪肝

E. 牛奶

11. 患儿，男，1岁，易激惹，夜间哭闹，不易安抚，体检见肋骨串珠，下肢稍弯曲呈膝内翻，血钙、血磷下降，碱性磷酸酶升高。则该患儿的诊断为

A. 佝偻病初期

B. 佝偻病激期

C. 佝偻病恢复期

D. 佝偻病后遗期

E. 营养不良

12. 患儿，女，3个月，突发维生素D缺乏性手足搐搦症。可致患儿死亡的主要原因是

A. 脑水肿

B. 心力衰竭

C. 喉痉挛

D. 呼吸衰竭

E. 手足搐搦

13. 患儿，女，12个月，身长68cm，体重7kg，人工喂养，未添加辅食，皮肤干燥、弹性差，血清白蛋白浓度低，诊断为营养不良。该患儿可能出现的并发症**不包括**

A. 营养性缺铁性贫血

B. 感染性疾病

C. 维生素缺乏症

D. 脑发育不全

E. 自发性低血糖

【A_3/A_4 型题】

（1～2共用题干）

患儿，女，1岁，牛乳喂养，未加辅食，近4个月来食欲差，精神不振。体重6.6kg，皮下脂肪0.2cm。

1. 该患儿首优的护理诊断为

A. 营养不良：低于机体需要量

B. 知识缺乏

C. 有感染的危险

D. 潜在并发症：低血糖

E. 成长发展的改变

2. 该患儿的护理措施**不正确**的为

A. 口服胃蛋白酶助消化

B. 给予胰岛素葡萄糖疗法

C. 做好皮肤的清洁护理

D. 预防低血糖

E. 给予正常饮食

（3～4共用题干）

患儿，5个月，睡眠不安，夜啼，多汗，有枕秃，查血钙正常，血磷稍低。

3. 该患儿正确的诊断为

A. 佝偻病初期

B. 佝偻病激期

C. 佝偻病恢复期

D. 佝偻病后遗期

E. 营养不良

4. 该患儿合理的治疗措施为

A. 给予预防量维生素D 400IU/d

B. 给予预防量维生素D 800IU/d

C. 给予治疗量维生素D 4000 IU /d 口服1个月

D. 增加蛋白质摄入量

E. 增加钙片摄入量

（5～6共用题干）

患儿，男，6个月，突然发生四肢的抽搐，持续3分钟，人工喂养，未加辅食，查体：体温37.5℃，颈软，前囟2cm×2cm，枕部按压有乒乓感，神经系统检查（一）。

5. 该患儿的初步诊断为

A. 化脓性脑膜炎

B. 癫痫

C. 高热惊厥

D. 低血糖

E. 维生素D缺乏性手足搐搦症

6. 首选的处理方法为

A. 立即用10%葡萄糖酸钙5~10ml加10%葡萄糖稀释后缓慢静脉注射

B. 立即静注地西泮，再用10%葡萄

糖酸钙 5～10ml 加 10%葡萄糖稀释后缓慢静注
C. 立即肌注维生素 $D_3$20 万单位
D. 给予 20%甘露醇
E. 给予敏感抗生素

【B_1 型题】

（1～3 题的备选答案）
A. 1～2 个月
B. 3～4 个月
C. 6～10 个月
D. 1～2 岁
E. 3 岁以后
1. O 形腿或 X 形腿多见于
2. 佝偻病后遗症期多见于
3. 患儿出现佝偻病的初期症状多出现在

（4～6 题的备选答案）
A. 面神经征（+）
B. 赫氏沟
C. 食欲减退
D. 自发性低血糖
E. 皮下脂肪向心性分布
4. 维生素 D 缺乏性佝偻病可出现
5. 维生素 D 缺乏性手足搐搦症可出现
6. 锌缺乏症可出现

四、问答题

1. 对营养不良的患儿及其家庭应做哪些健康宣教？
2. 对肥胖症患儿如何控制饮食？
3. 婴幼儿易患维生素 D 缺乏性佝偻病的原因是什么？
4. 维生素 D 缺乏性手足搐搦症患儿惊厥发作时如何急救？

参考答案

一、名词解释

1. 蛋白质-能量营养不良：是由于多种原因引起的能量和（或）蛋白质长期摄入不足，不能维持正常新陈代谢而导致自身组织消耗的营养缺乏性疾病。

2. 肥胖症：是由于能量的摄入长期超过人体的消耗，导致体内脂肪积蓄过多，体重超过一定范围的营养障碍性疾病。

3. 维生素 D 缺乏性佝偻病：是由于体内维生素 D 缺乏，引起钙磷代谢失常，造成以骨骼病变为特征的全身慢性营养性疾病，典型表现为骨骼钙化不良，重者造成骨骼畸形。

4. 维生素 D 缺乏性手足搐搦症：是指由于维生素 D 缺乏，引起血钙降低，而甲状旁腺反应迟钝，致使骨钙不能及时游离入血，血钙低于正常，引起手足搐搦症发作，出现惊厥、手足肌肉抽搐或喉痉挛等神经肌肉兴奋性增高症状。多见于 6 个月以下小婴儿。

二、填空题

1. 体重不增或减轻
2. 腹部
3. 热能的摄入　人体的消耗
4. 控制饮食　加强运动　心理障碍
5. 日光照射不足

6. 甲状旁腺

三、选择题

A_1 型题

1. B　2. B　3. C　4. E　5. E　6. C　7. E　8. D
9. D　10. D　11. D　12. C　13. D　14. D　15. D　16. E
17. A

A_2 型题

1. D　2. B　3. A　4. C　5. B　6. C　7. E　8. D
9. E　10. D　11. B　12. C　13. D

A_3/A_4 型题

1. A　2. E　3. A　4. C　5. E　6. B

B_1 型题

1. D　2. E　3. B　4. B　5. A　6. C

四、问答题

1. 对营养不良患儿及其家庭应做的健康宣教是：讲解营养不良的常见原因及预防方法，介绍科学的喂养知识及膳食合理搭配与制作方法；加强小儿体格锻炼，增强体质，保证睡眠；按时完成预防接种计划。

2. 对肥胖症患儿进行控制饮食应做到：限制饮食，使患儿每日摄入的能量低于机体消耗总能量又必须能满足基本的营养及生长发育需要。

（1）目前主张肥胖儿应选择低脂肪、低碳水化合物和高蛋白的饮食方案。应提供优质蛋白质，以保证在减轻体重的同时肌肉组织不萎缩。为满足小儿食欲，可选择体积大、饱腹感明显而热能低的蔬菜类食品和水果。同时应保证机体所需的微量营养素的供给。

（2）培养患儿良好的饮食习惯，提倡少量多餐，杜绝过饥或过饱，不吃夜宵和零食。

3. 婴幼儿患维生素 D 缺乏性佝偻病的原因是：

（1）日光照射不足；

（2）维生素 D 摄入不足；

（3）生长速度快；

（4）疾病影响；

（5）药物影响。

4. 维生素 D 缺乏性手足搐搦症患儿惊厥发作时的处理：

（1）迅速控制惊厥或解除喉痉挛：常用地西泮肌注或静推，或苯巴比妥钠肌注，也可用 10%水合氯醛保留灌肠。喉痉挛发作时应立即将舌头拉出口外，进行人工呼吸或加压给氧，必要时行气管插管术。

（2）钙剂治疗：10%葡萄糖酸钙 1～2ml/kg 加 5%～10%葡萄糖 10～20 ml 稀释后缓慢静脉注射（>10 分钟），以防血钙骤升，导致心搏骤停。惊厥反复发作时可 6 小时后重复一次，直至惊厥停止后改为口服钙剂。

（杨园园）

第八章　新生儿与新生儿疾病护理

强化练习题

一、名词解释

1. 新生儿期　2. 围生期　3. 足月儿　4. 早产儿　5. 过期产儿
6. 正常出生体重儿　7. 低出生体重儿　8. 巨大儿　9. 适于胎龄儿
10. 小于胎龄儿　11. 大于胎龄儿　12. 足月小样儿　13. 高危儿
14. 中性温度　15. 呼吸暂停　16. 新生儿溶血症

二、填空题

1. 正常出生体重儿是指出生体重在__________～__________g 的新生儿。

2. 正常足月新生儿出生时胎龄满__________～__________周，体重在__________g 以上（通常约__________g），身长__________cm 以上（约__________cm）。

3. 足月出生体重不足 2500g 的新生儿称为__________，出生体重不足 1500g 者称为__________，不足 1000g 者称为__________。

4. 胎儿出生后血液循环发生重大变化，脐带结扎，肺血管阻力下降，__________和__________功能性关闭。

5. 新生儿胃呈__________位，__________括约肌不发达，__________括约肌较发达，因此易发生溢乳呕吐。

6. 新生儿肠壁较薄，通透性高，易使毒素和消化不全的营养物质通过肠壁进入血液循环，而引起__________或__________反应。

7. 新生儿出生后一般__________小时内开始排胎便，若超过__________小时无胎粪排出，应检查新生儿是否存在__________。

8. 新生儿一般在生后__________小时内排尿，如果生后__________小时仍无尿，需要检查原因。

9. 新生脐带残端在__________天内脱落。

10. 新生儿出现假性月经的原因是母亲妊娠后期__________激素进入胎儿体内，出生后突然中断所致。

11. 新生儿室应保持室温__________～__________℃，相对湿度__________～__________。

12. 早产儿又称为未成熟儿，指胎龄不足__________周的活产婴儿，体重一般在__________g，身长在__________cm 以下。

13. 早产儿应在生后__________周开始补充维生素 D，4 周后补充__________。

14. 胎儿缺氧早期胎心率增加超过__________次/分，晚期胎儿心率减慢至低于__________次/分，羊水可被胎粪污染成__________色。

15. 新生儿窒息可用 Apgar 评分方法进行评估，评分__________分为正常；__________

分为轻度窒息，__________分为重度窒息。

16. 窒息的新生儿立即采取复苏措施，其方案分别为 A __________，B __________，C __________，D __________，E __________。

17. 新生儿肺透明膜病的主要病因是 __________缺乏，多在__________小时之内出现进行性呼吸困难，如超过 __________小时不考虑本病。

18. 新生儿出生前感染的肺炎常在生后 __________小时内出现症状，出生后感染的肺炎多在生后__________天出现症状。

19. 围生期窒息是新生儿缺氧缺血性脑病最重要原因，而窒息主要发生在__________、__________、少数发生在__________。

20. 婴儿 ABO 血型不合发生溶血，主要发生于母为________型，婴儿为 ________型或________型时。

21. Rh 血型不合溶血病主要发生在 Rh __________孕妇和 Rh __________胎儿。一般不会发生在__________胎。

22. 新生儿受寒时的重要产热途径是靠 __________脂肪产热，发生硬肿症主要原因是__________。

三、选择题

【A_1 型题】

1. 足月儿是指
   A. 37 周≤胎龄≤42 周的新生儿
   B. 37 周<胎龄<42 周的新生儿
   C. 37 周≤胎龄<42 周的新生儿
   D. 37 周<胎龄≤42 周的新生儿
   E. 胎龄≥37 周的新生儿

2. 低出生体重儿是指
   A. 初生 1h 内体重不足 1000g 的新生儿
   B. 初生 1h 内体重不足 1500g 的新生儿
   C. 初生 1h 内体重不足 2000g 的新生儿
   D. 初生 1h 内体重不足 2500g 的新生儿
   E. 初生 1h 内体重不足 3000g 的新生儿

3. 胎龄超过 42 周以上的新生儿是
   A. 早产儿
   B. 足月儿
   C. 过期产儿
   D. 适于胎龄儿
   E. 大于胎龄儿

4. 足月小样儿的定义是
   A. 胎龄大于 37 周，体重小于 2500g 者
   B. 胎龄大于 37 周，体重大于 2500g 者
   C. 胎龄小于 37 周，体重小于 2500g 者
   D. 胎龄小于 37 周，体重大于 2500g 者
   E. 不论是否足月，体重不足 2500g 者

5. 新生儿的正常呼吸频率为
   A. 16～18 次/分
   B. 18～24 次/分
   C. 24～30 次/分
   D. 30～40 次/分
   E. 40～45 次/分

6. 新生儿出生后开始排胎便的时间一般为
   A. 生后 3h 内
   B. 生后 8h 内
   C. 生后 10h 内
   D. 生后 12h 内
   E. 生后 24h 内

7. 新生儿生后排尿的时间一般为
   A. 生后 8h 内
   B. 生后 10h 内

C. 生后 12h 内
D. 生后 24h 内
E. 生后 48h 内
8. 关于足月新生儿的特点正确的是
A. 皮肤红嫩，胎毛多
B. 呼吸不规则，常发生呼吸暂停
C. 足纹少，耳廓软
D. 消化道面积相对大，有利于吸收
E. 生后 48 小时开始排尿
9. 关于早产儿外观特点，下列**错误**的是
A. 皮肤红润，胎毛多，足底纹理少
B. 乳腺无结节或结节小于 4cm
C. 头发细而乱，耳壳软缺少软骨
D. 指、趾甲达到指、趾端
E. 男婴睾丸未降或未全降
10. 下列神经反射，正常新生儿**引不出来**的是
A. 腹壁反射
B. 拥抱反射
C. 吸吮反射
D. 觅食反射
E. 握持反射
11. 胎儿可通过胎盘从母体获得的免疫球蛋白为
A. SIgA
B. IgD
C. IgE
D. IgG
E. IgM
12. 关于新生儿免疫功能，下列叙述**错误**的是
A. IgA 及 IgM 不能通过胎盘
B. IgG 能通过胎盘，且与胎龄无关
C. 皮肤屏障功能差
D. 血清补体含量低
E. 细胞免疫功能未达成人水平
13. 婴儿时期腰椎穿刺的椎间隙是
A. 胸 12～腰 1 椎间隙
B. 腰 1～2 椎间隙
C. 腰 2～3 椎间隙
D. 腰 3～4 椎间隙
E. 腰 4～5 椎间隙
14. 新生儿适宜的温、湿度是
A. 18～20℃，50%～60%
B. 20～22℃，50%～60%
C. 20～22℃，55%～65%
D. 22～24℃，50%～60%
E. 22～24℃，55%～65%
15. 正常新生儿喂奶后应采取的卧位是
A. 仰卧位
B. 俯卧位
C. 右侧卧位
D. 左侧卧位
E. 头高脚低位
16. 下列各项**不属于**新生儿生理现象的是
A. 新生儿臀红
B. 马牙
C. 乳腺肿大
D. 新生儿粟粒疹
E. 新生儿红斑
17. 新生儿上腭中线和齿龈切缘上有黄白色小斑点，俗称“马牙”，正确的对待是
A. 挑破
B. 刮擦
C. 抗炎治疗
D. 涂制霉菌素
E. 无需特殊处理，可自行消失
18. 下列新生儿的记录属于病理性的是
A. 生后 2 天出现黄疸
B. 生后 2～3 天无尿
C. 生后 5～7 天有阴道出血
D. 生后 3～5 天有乳腺肿大
E. 生后 7 天体重下降 5%
19. 早产儿缺氧缺血性脑病易损区位于
A. 大脑矢状旁区
B. 丘脑
C. 基底神经节
D. 脑室周围的白质区

E. 小脑

20. 足月新生儿窒息最常见的并发症是
A. 新生儿低血糖
B. 新生儿出血症
C. 新生儿脑室周围—脑室内出血
D. 新生儿缺氧缺血性脑病
E. 新生儿坏死性小肠结肠炎

21. 早产儿颅内出血的好发部位是
A. 硬脑膜下出血
B. 脑实质出血
C. 颅底出血
D. 脑室周围—脑室内出血
E. 原发性蛛网膜下腔出血

22. 新生儿颅内出血，一般患儿出现症状的时间为
A. 生后1周
B. 生后5～6天
C. 生后3～4天
D. 生后1～2天
E. 生后24小时内

23. 肺泡表面活性物质迅速增加的时间是
A. 胎龄20～24周
B. 胎龄24～30周
C. 胎龄30～35周
D. 胎龄35周以后
E. 胎龄37周以后

24. 新生儿肺透明膜病出现呼吸困难的时间一般**不超过**
A. 生后2小时
B. 生后6小时
C. 生后12小时
D. 生后24小时
E. 生后72小时

25. 早产儿长时间吸入高浓度氧可能会导致
A. 早产儿视网膜病
B. 耳聋
C. 肝纤维化
D. 肾纤维化
E. 动脉导管开放

26. 下列关于新生儿病理性黄疸的叙述正确的是
A. 黄疸多在生后24小时后出现
B. 胆红素每日上升超过85μmol/L
C. 黄疸于2周内消退
D. 黄症持续时间超过1周
E. 早产儿黄疸于3周内逐渐消退

27. 若新生儿于生后24小时内即出现黄疸，应做的首选检查是
A. 属正常现象，可暂时观察
B. 做细菌培养及药敏试验
C. 肝功血清学检查
D. 检测母子血型
E. 肝胆B超

28. 蓝光治疗时，灯管与婴儿皮肤距离应为
A. 10～20cm
B. 20～25cm
C. 25～33cm
D. 33～50cm
E. 50～55cm

29. 下列哪项**不是**新生儿光疗的副作用
A. 青铜症
B. 皮疹
C. 肝脾增大
D. 发热
E. 腹泻

30. 新生儿溶血病是属于
A. 同族免疫性溶血
B. 红细胞膜缺陷
C. 红细胞酶缺陷
D. 异常血红蛋白
E. 异族免疫性溶血

31. 新生儿Rh溶血病发生在
A. 母Rh阳性，子Rh阴性
B. 母Rh阴性，子Rh阳性
C. 母Rh阳性，子Rh阳性
D. 母Rh阴性，子Rh阴性
E. 母Rh阴性，ABO为O型

32. 新生儿ABO溶血病若需换血，其血源最好选择
A. 与母亲相同血型的血
B. “A”型血球、“O”型血浆
C. “O”型血球、“AB”型血浆
D. 单纯选用血浆
E. 用“AB”型血

33. 新生儿Rh溶血病可伴有如下临床表现，但**除外**
A. 黄疸
B. 胎儿水肿
C. DIC
D. 贫血
E. 核黄疸

34. 新生儿病理性黄疸时，血清胆红素过高易引起胆红素脑病，胆红素脑病一般发生于生后
A. 6～12小时
B. 12～24小时
C. 1～2天
D. 2～7天
E. 7～10天

35. 新生儿胆红素脑病早期的主要临床特征是
A. 体温升高、体重减轻
B. 呼吸困难、发绀明显
C. 肢体痉挛、角弓反张
D. 前囟隆起、骨缝分离
E. 拒乳、嗜睡、肌张力低

36. 新生儿的产热主要依靠
A. 每日奶量的足够摄入
B. 适当补充葡萄糖液
C. 棕色脂肪
D. 尽量减少能量消耗
E. 自发的肢体活动

37. 新生儿硬肿症最先发生硬肿的部位是
A. 上肢
B. 面颊部
C. 臀部
D. 躯干部
E. 小腿或大腿外侧

38. 新生儿硬肿症的治疗，应首先是
A. 补液
B. 喂养
C. 复温
D. 抗生素
E. 肾上腺皮质激素

39. 新生儿重度硬肿症，正确的复温方法是
A. 使其体温于4小时内恢复正常
B. 逐渐复温，使体温在12～24小时内恢复正常
C. 使体温在12小时内恢复正常
D. 使体温在36小时内恢复正常
E. 使体温在48小时内恢复正常

40. 新生儿败血症在我国最常见的病原菌是
A. 金黄色葡萄球菌
B. 大肠埃希菌
C. B组链球菌
D. 克雷伯白菌
E. 铜绿假单胞菌

41. 新生儿败血症出生后感染的主要途径是
A. 呼吸道
B. 脐部和皮肤
C. 消化道
D. 口腔黏膜
E. 泌尿道

42. 关于新生儿败血症，**错误**的是
A. 临床表现常不典型
B. 可出现黄疸
C. 可伴肝脾大
D. 易并发脑膜炎
E. 均有高热

43. 新生儿脐炎最常见的化脓菌是
A. 表皮葡萄球菌
B. 链球菌
C. 金黄色葡萄球菌
D. 大肠埃希菌

E. 铜绿假单胞菌

44. 新生儿最严重的吸入性肺炎是吸入
A. 羊水
B. 胎粪
C. 乳汁
D. 乳汁加羊水
E. 呕吐物

45. 治疗新生儿破伤风时，为杀灭伤口需氧杂菌和破伤风梭状杆菌，应可首选
A. 青霉素
B. 红霉素
C. 氯霉素
D. 庆大霉素
E. 制霉菌素

【A_2 型题】

1. 胎龄 39 周出生，出生体重 2400g，身长 46cm，皮肤红润，胎毛少，足底纹理较多，此婴儿最可能是
A. 早产儿
B. 足月儿
C. 足月小样儿
D. 过期产儿
E. 大于胎龄儿

2. 一新生儿，娩出经过顺利，胎龄 257 天，出生体重 1.6kg，其体重位于同胎龄标准体重的第 3 百分位，下列诊断哪个正确而全面
A. 足月儿，小于胎龄儿
B. 早产儿
C. 低出生体重儿
D. 极低出生体重儿
E. 早产儿，小于胎龄儿

3. 一新生儿，胎龄 295 天，出生体重 3.9kg，身长 50cm，头围 34cm，下列诊断哪个正确？
A. 过期产儿
B. 早产儿
C. 足月儿
D. 巨大儿
E. 小于胎龄儿

4. 某女婴，日龄 3 天，一般状态好。洗澡时发现两侧乳腺增大，呈蚕豆大小，以下处理方法正确的是
A. 用手挤压，使其内液体排尽
B. 挑破肿块
C. 应用抗生素
D. 手术切除
E. 等待自然消退

5. 新生儿出生时皮肤苍白，心率 40 次/分，无呼吸，四肢略屈曲，弹足底无反应，Apgar 评分为
A. 1 分
B. 2 分
C. 3 分
D. 5 分
E. 7 分

6. 足月婴儿出生时全身皮肤青紫，Apgar 评分为 3 分，查体：昏迷，反射消失，肌张力低下，心率慢，呼吸不规则，诊断为缺氧缺血性脑病，临床分度为
A. 极轻
B. 轻度
C. 中度
D. 重度
E. 极重度

7. 某婴儿，早产，出生无窒息。生后 4 小时开始出现呼吸困难，并呈进行性加重，听诊双肺呼吸音减弱，胸部 X 线片示双肺野弥漫性透过度降低，该患儿最可能诊断是
A. 湿肺
B. 肺透明膜病
C. 感染性肺炎
D. 羊水吸入性肺炎
E. 败血症

8. 小儿，女，胎龄 34 周出生，日龄 20 天。生后 2 天出现皮肤黄染，现黄疸

未消褪，无发热，吃奶好，面部及全身轻度黄染，血胆红素 8mg/dl。首先应考虑是
A. 新生儿溶血病
B. 新生儿败血症
C. 新生儿肝炎
D. 生理性黄疸
E. 先天性胆道闭锁

9. 男，3 天，第一胎，足月顺产，出生 18 小时发现皮肤黄染，吃奶好。体检：反应好，皮肤巩膜中度黄染，肝肋下 2cm，子血型“B”，母血型“O”，血清胆红素 257μmol/L（15mg/dl）。最可能的诊断为
A. 新生儿肝炎
B. 败血症
C. 新生儿 ABO 溶血病
D. 新生儿 Rh 溶血病
E. 胆道闭锁

10. 某新生儿 2 天，生后 20 小时出现黄疸，并进行性加重，未予以治疗。现患儿出现尖叫、烦躁及惊厥，查血清胆红素 350μmol/L 其可能原因为
A. 感染
B. 重度贫血
C. 全身水肿，并同时伴脑水肿
D. 胆红素脑病
E. 颅内出血

11. 足月新生儿，10 天，3 天来发热，呛奶。查体：口吐白沫，口周青紫，鼻翼扇动，三凹征，心（—），双肺呼吸音粗。可能为
A. 新生儿呼吸窘迫综合征
B. 新生儿肺炎
C. 新生儿败血症
D. 肺发育不全
E. 新生儿窒息

12. 女婴，出生 18 小时，因进行性呼吸困难加重 6 小时收入院，医疗诊断为 NRDS（新生儿呼吸窘迫综合征），目前最主要的护理问题是
A. 有体温改变的危险
B. 清理呼吸道无效
C. 有感染的危险
D. 不能维持自主呼吸
E. 婴儿喂养困难

【A_3/A_4 型题】

（1～2 题共用题干）

患婴，女，10 天，因“阵发性惊跳一天”入院。患儿系足月顺产，牛奶喂养。体检：发育营养可，精神反应好，易激惹，四肢肌张力增高，腱反射增强。血钙 1.71mol/L，血糖 2.75mol/L。

1. 最可能的诊断是
A. 新生儿低血糖
B. 新生儿颅内出血
C. 新生儿低钙血症
D. 新生儿败血症
E. 新生儿缺血缺氧性脑病

2. 首先应采取哪项治疗措施
A. 静推葡萄糖
B. 静脉补充钙剂
C. 吸氧
D. 止血药物
E. 给予维生素 D

（3～4 题共用题干）

某新生儿，33 周早产，剖宫产，出生体重 1.7kg，生后无窒息。出生 4 小时开始出现呼吸急促，发绀并伴有呼气性呻吟，听诊双肺呼吸音减弱，心音有力，腹平软，肝不大。

3. 最可能的诊断是
A. 新生儿湿肺
B. 呼吸窘迫综合征
C. 新生儿肺炎
D. 吸入性肺炎
E. 先天性心脏病

4. 发生该病的最根本原因是
A. 肺液的吸收延迟
B. 羊水吸入过多
C. 肺表面活性物质缺乏
D. 宫内感染
E. 剖宫产

（5～6 题共用题干）

某足月新生儿生后 12 小时出现皮肤黄染，次日黄疸明显加重，血清总胆红素 278μmol/L。

5. 在询问母亲病史中，下述哪项尤为重要
A. 既往的妊娠分娩史
B. 感染史
C. 用药史
D. 吸毒史
E. 孕期的营养状态

6. 应首选下述哪项检查
A. 母、婴血型鉴定
B. 血网织红细胞计数
C. 肝功能检查
D. 血培养
E. 血清胆红素定量

（7～9 题共用题干）

足月婴，生后 1 天内出现黄疸，拒哺。查体：嗜睡，面色苍白，Hb 90g/L，血清未结合胆红素 342μmol/L。

7. 此患婴的可能诊断是
A. 新生儿肝炎
B. 新生儿胆管发育不佳
C. 新生儿溶血病
D. 新生儿败血症
E. 新生儿硬肿症

8. 首选的检查是
A. 肝功能
B. 血常规
C. 血培养
D. 血型
E. 肾功能

9. 首选的治疗是
A. 输注葡萄糖液
B. 应用抗生素
C. 应用利巴韦林
D. 换血疗法
E. 光照疗法

（10～11 题共用题干）

患儿男，足月急产于家中。生后 6 天不吃奶，伴发作性抽搐 1 天。体检：牙关紧闭，呈苦笑面容，阵发性发绀，双肺可闻及痰鸣音，四肢肌张力增高。

10. 该患儿最可能的诊断是
A. 新生儿低钙惊厥
B. 新生儿低血糖
C. 新生儿颅内出血
D. 新生儿缺氧缺血性脑病
E. 新生儿破伤风

11. 控制惊厥首选的药物是
A. 地西泮（安定）
B. 水合氯醛钠
C. 苯巴比妥
D. 苯妥英钠
E. 卡马西平

（12～14 题共用题干）

足月儿，第一胎，其母既往无输血史。日龄 3 天。生后 18 小时出现皮肤黄疸，且逐渐加重。子血型 A 型，母血型 O 型。

12. 该患儿黄疸的最可能原因是
A. 生理性黄疸
B. 新生儿败血症
C. 新生儿 ABO 溶血病
D. 新生儿 Rh 溶血病
E. 新生儿肝炎

13. 患儿入院后出现嗜睡、反应低下，肌张力减低，考虑其原因可能是
A. 颅内出血
B. 颅内感染

C. 胆红素脑病
D. 低钙血症
E. 败血症

14. 若疑似本病，目前最有效的治疗方法是
A. 光疗
B. 换血
C. 输白蛋白或血浆
D. 碱化血液
E. 应用酶诱导剂

【B_1 型题】

（1～3 题共用选项）
A. 出生体重＜1000g
B. 出生体重＜1200g
C. 出生体重＜1500g
D. 出生体重＞4000g
E. 出生体重＜4000g

1. 极低出生体重儿
2. 超低出生体重儿
3. 巨大儿

（4～5 题共用选项）
A. 胎龄＞37 周
B. 37 周≤胎龄＜42 周
C. 37 周＜胎龄
D. 胎龄＞42 周
E. 胎龄≥42 周

4. 足月儿
5. 过期产儿

（6～7 题共用选项）
A. 生后 3 天内
B. 生后 1 周内
C. 生后 1～2 周
D. 生后 2～3 周
E. 生后 2～4 周

6. 早期新生儿
7. 晚期新生儿

（8～9 题共用选项）
A. 生理性黄疸
B. 新生儿脑膜炎
C. 新生儿溶血症
D. 新生儿败血症
E. 先天性胆道闭锁

8. 新生儿在生后 2～3 天开始出现黄疸应首先考虑
9. 新生儿生后 24 小时内出现黄疸应首先考虑是

（10～11 题共用选项）
A. 孕母有菌血症
B. 阴道细菌上行
C. 脐部感染
D. 消化道入侵
E. 黏膜破损

10. 新生儿败血症的产前感染的途径是
11. 新生儿败血症的产后感染的途径是

四、问答题

1. 高危新生儿常见于哪些情况。
2. 简述新生儿窒息的复苏方案。
3. 简述新生儿肺透明膜病的护理措施。
4. 新生儿生理性黄疸的特点。
5. 简述新生儿病理性黄疸的特点。
6. 比较足月新生儿及早产儿的外观特点。

参考答案

一、名词解释

1. 新生儿期：是指从出生到满 28 天内的一段时间。

2. 围生期：是指从妊娠 28 周至出生后 7 天的一段时间。

3. 足月儿：指胎龄满 37 足周至不满 42 足周（260～293 天）的新生儿。

4. 早产儿：指胎龄满 28 周至不满 37 周（196～259 天）的新生儿。

5. 过期产儿：指胎龄≥42 周（294 天）的新生儿。

6. 正常出生体重儿：指出生体重在 2500～3999g 的新生儿。

7. 低出生体重儿：指初生 1 小时内体重不足 2500g 的新生儿。

8. 巨大儿：指出生体重达到或超过 4000g 者。

9. 适于胎龄儿：指出生体重在同胎龄儿平均体重的第 10～90 百分位的婴儿。

10. 小于胎龄儿：指出生体重在同胎龄儿平均体重第 10 百分位以下的婴儿。

11. 大于胎龄儿：指体重在同胎龄儿平均体重第 90 百分位以上的胎儿。

12. 足月小样儿：指胎龄已足月，但体重在 2500g 以下的婴儿。

13. 高危儿：指已发生或可能发生危重病情的新生儿，须在生后数天或数周严密观察。

14. 中性温度：系指能维持正常体温及皮肤温度的最适宜的环境温度。在此温度下，身体耗氧量最少，蒸发散热量最少，新陈代谢最低。

15. 呼吸暂停：呼吸暂停是指呼吸停止达 15～20s，或虽不到 15s，但伴有心率减慢（<100 次/分）并出现发绀。

16. 新生儿溶血症：是指因母子血型不合，母亲的血型抗体通过胎盘进入胎儿循环，发生同种免疫反应导致胎儿、新生儿红细胞破坏而引起的溶血。

二、填空题

1. 2500　3999
2. 37　42　2500　3000　47　50
3. 足月小样儿　极低出生体重儿　超低出生体重儿
4. 卵圆孔　动脉导管
5. 横　贲门　幽门
6. 中毒　过敏
7. 12　24　肛门闭锁
8. 24　48
9. 3～7
10. 雌性
11. 22　24　55%　65%
12. 37　2500　47
13. 2　铁剂
14. 160　100　黄绿

15. 8～10　4～7　0～3
16. 开放气道　建立呼吸　维持循环　用药　评价
17. 肺表面活性物质　4～6　12
18. 24　5～7
19. 产前　产时　产后
20. O　A　B
21. 阴性　阳性　第一
22. 棕色　受寒

三、选择题

A_1 型题

1. D	2. D	3. C	4. A	5. E	6. D	7. D	8. D
9. D	10. A	11. D	12. B	13. E	14. E	15. C	16. A
17. E	18. B	19. D	20. D	21. D	22. D	23. D	24. B
25. A	26. B	27. D	28. D	29. C	30. A	31. B	32. C
33. C	34. D	35. E	36. C	37. E	38. C	39. B	40. A
41. B	42. E	43. C	44. B	45. A			

A_2 型题

1. C	2. E	3. A	4. E	5. B	6. D	7. B	8. D
9. C	10. D	11. B	12. D				

A_3/A_4 型题

1. C	2. B	3. B	4. C	5. A	6. A	7. C	8. D
9. D	10. E	11. A	12. C	13. C	14. B		

B_1 型题

1. C	2. A	3. D	4. B	5. E	6. B	7. E	8. A
9. C	10. B	11. C					

四、简答题

1. 高危新生儿常见于

①母亲有高危妊娠史：如母亲患糖尿病、心脏或肾疾病、妊娠高血压综合征、感染性疾病、孕母为Rh阴性血型，过去有死胎死产史，以及孕母大于40岁或小于16岁，或有吸烟吸毒等。②异常分娩：如各种难产、急产、产程延长及手术产，以及分娩过程中使用镇静和（或）止痛药物等。③胎盘因素：如胎盘前置、早期剥离、胎盘发育不良以及羊膜早破等。④脐带因素：脐带过长、过短、打结、绕颈、脱垂等。⑤新生儿因素：窒息、多胎、小于胎龄儿、早产儿、巨大儿、宫内感染和先天性畸形等。

2. 新生儿窒息复苏方案

A. 开放气道：胎头娩出后，立即挤净口、咽鼻部的黏液。胎儿娩出后，用吸管吸净口、咽、鼻分泌物，保持呼吸道通畅。

B. 建立呼吸：弹足底或刺激皮肤以引起啼哭，建立呼吸。无自主呼吸和（或）心率＜100次/分，立即用复苏气囊面罩加压给氧。必要时进行气管插管，加压给氧，至出现自主呼吸和皮肤转红后拔管。

C. 维持循环：若心率慢，<60 次/分，可作心外按压，按压频率为 100～120 次/分。

D. 用药：心率仍<60 次/分，给予 1∶10000 肾上腺素 0.1～0.3ml/kg，静脉或气管滴入，并根据病情扩充血容量和纠正酸中毒。

E. 评价：及时评价新生儿，至少监护 3 天，重点是呼吸、心率、血压。

3. 新生儿肺透明膜病的护理措施

（1）维持有效呼吸，保持呼吸道通畅：①密切观察病情变化，监测体温、呼吸、心率、氧分压；②维持中性环境温度，相对湿度 55%～65%。③及时清除口、鼻、咽部分泌物；④据病情选用导管、面罩、头罩吸氧，必要时应用呼吸机给氧，注意预防氧中毒；⑤气管滴入肺表面活性物质。

（2）遵医嘱给碳酸氢钠纠正代谢性酸中毒。

（3）保证营养：注意据情合理喂养，必要时静脉补充营养。

（4）预防感染：遵医嘱使用抗生素。

4. 新生儿生理黄疸的特点

①一般情况良好。②足月儿 2～3 天出现黄疸，4～5 天达高峰，5～7 天消退；早产儿黄疸多于生后 3～5 天出现，5～7 天达高峰，7～9 天消退，最迟可至 3～4 周消退。③每日胆红素浓度升高<85μmol/L（5mg/dl）。④血清总胆红素值尚未到达相应日龄及相关危险因素下的光疗干预标准。

5. 新生儿病理性黄疸的特点

①黄疸出现过早（生后 24 小时内）；②程度重，血清总胆红素值已达到相应日龄及相关危险因素下的光疗干预标准；③进展快，每日上升超过 85μmol/L（>5mg/dl）；④黄疸持续时间长，足月儿超过 2 周，早产儿超过 4 周；⑤黄疸退而复现；⑥血清结合胆红素超过 34μmol/L（>2mg/dl）。

6. 足月新生儿及早产儿的外观特点

（1）足月儿：皮肤红润，胎毛少，耳郭软骨、乳房结节发育良好，指（趾）甲达到或超过指（趾）末端，四肢肌张力正常。男婴睾丸已降至阴囊，女婴大阴唇可覆盖小阴唇。

（2）早产儿：皮肤薄嫩，胎毛多，头发少，耳郭软骨、乳腺，指（趾）甲发育不成熟。肌张力低下。足底纹理少。男婴睾丸未降至阴囊，女婴大阴唇不能覆盖小阴唇。

（李淑兰）

第九章　消化系统疾病患儿的护理

强化练习题

一、名词解释

1. 生理性流涎　　2. 口炎　　3. 小儿腹泻　　4. 抗生素诱发性肠炎

二、填空题

1. 根据体液丢失的量决定脱水程度，丢失液体占体重的量，轻度脱水为__________，中度脱水为__________，重度脱水为__________。

2. 急性腹泻的病程是__________，迁延性腹泻的病程是__________，慢性腹泻的病程是__________。

3. 鹅口疮的病原是__________，临床特征是__________。

4. 口服补液量轻度脱水累计损失量按__________ ml/kg，中度脱水累计损失量按__________ ml/kg 进行计算。

三、选择题

【A_1 型题】

1. 引起疱疹性口炎的病原体是
   A. 柯萨奇病毒
   B. 腺病毒
   C. 轮状病毒
   D. 诺沃克病毒
   E. 单纯疱疹病毒

2. 口腔炎患儿正确涂药后应闭口几分钟
   A. 5 分钟
   B. 10 分钟
   C. 15 分钟
   D. 20 分钟
   E. 25 分钟

3. 引起小儿秋冬季腹泻最常见的病毒是
   A. 轮状病毒
   B. 星状病毒
   C. 冠状病毒
   D. 腺病毒
   E. 埃可病毒

4. 引起小儿腹泻最常见的细菌是
   A. 金黄色葡萄球菌
   B. 大肠埃希菌
   C. 双歧杆菌
   D. 鼠伤寒杆菌
   E. 链球菌

5. 小儿腹泻重型与轻型的主要区别点是
   A. 发热、呕吐
   B. 腹痛、腹泻
   C. 蛋花汤样大便
   D. 水、电解质紊乱及酸中毒
   E. 每日大便可达十余次

6. 关于小儿腹泻的治疗原则，叙述不正确的是
   A. 调整饮食
   B. 控制肠道内、外感染
   C. 尽早使用止泻药
   D. 纠正水和电解质紊乱
   E. 加强护理，防止臀红

7. 护理严重腹泻呕吐的患儿，饮食管理可先行暂时禁食
A. 4h
B. 4～6h
C. 6～8h
D. 12h
E. 24h
8. 小儿腹泻患儿进行静脉补液时轻度脱水第1天补液总量为
A. 60～90ml/kg
B. 90～120ml/kg
C. 120～150ml/kg
D. 150～180ml/kg
E. 180～210ml/kg
9. 小儿腹泻患儿进行静脉补液时中度脱水第1天补液总量为
A. 60～90ml/kg
B. 90～120ml/kg
C. 120～150ml/kg
D. 150～180ml/kg
E. 180～210ml/kg
10. 小儿腹泻患儿进行静脉补液时重度脱水第1天补液总量为
A. 60～90ml/kg
B. 90～120ml/kg
C. 120～150ml/kg
D. 150～180ml/kg
E. 180～210ml/kg
11. 小儿脱水补充累积损失量阶段补液时间是
A. 4～6h
B. 6～8h
C. 8～12h
D. 12～16h
E. 16～24h
12. 重度脱水伴循环障碍扩容阶段治疗，叙述**不正确**的是
A. 使用2∶1等张含钠液补液
B. 液体量为20ml/kg
C. 补液在30～60min内滴入
D. 重度酸中毒可用1.4%碳酸氢钠扩容
E. 同时补充氯化钾，浓度<0.3%

【A_2型题】

1. 患儿，1岁半，因拒食、啼哭就诊，查体：颊黏膜、齿龈、舌面处出现成簇小水泡，部分破溃成溃疡，颌下淋巴结肿大，咽充血，诊断为疱疹性口腔炎，护士健康指导**不正确**的是
A. 勤喂水
B. 其病原体为白色念珠菌
C. 饮食以微凉流质或半流质为宜
D. 养成良好的卫生习惯
E. 注意隔离
2. 患儿，1岁半，因腹泻3天，无尿6小时入院。目前经补液治疗后已排尿，护士遵医嘱给予继续补液400ml，该液体中最多可加入10%氯化钾
A. 6ml
B. 8ml
C. 10ml
D. 12ml
E. 14ml
3. 患儿，2岁，发热2天后口角、舌面及齿龈处出现成簇小水泡，部分破溃成溃疡，颌下淋巴结肿大，咽充血，心肺正常。护士考虑该患儿的疾病是
A. 鹅口疮
B. 疱疹性口炎
C. 溃疡性口炎
D. 疱疹性咽峡炎
E. 咽结合膜热
4. 患儿女，5个月，7kg，面部湿疹，出生后不久即开始腹泻，大便5～6次/日，每次量不多，便常规未见异常，护士考虑该患儿是
A. 慢性腹泻
B. 迁延性腹泻
C. 生理性腹泻

D. 病毒性肠炎
E. 真菌性肠炎

5. 患儿女，6个月，母乳喂养，腹泻2天，稀水便，每日5～6次，量中等，护士正确的饮食指导是
A. 禁食4～6h
B. 继续母乳喂养
C. 继续添加辅食
D. 给予高营养富有热量的饮食
E. 口服补液期间患儿不能饮水

6. 10个月，男婴，腹泻2天，1天来口渴，尿少，皮肤弹性极差，皮肤呈花纹状，四肢厥冷，血钠125mmol/L，以下治疗**不正确**的是
A. 第1天补液总量为150～180ml/kg
B. 给2/3张含钠液
C. 第1小时可给予2∶1液20ml/kg
D. 治疗前8小时内有尿即可静脉滴注10%氯化钾
E. 按医嘱暂时禁食4～6h

7. 患儿，男，10个月。因呕吐、腹泻3日住院，发育营养中等，精神差，尿少、口干，皮肤弹性稍差，血压为85/58mmHg，呼吸深快，口唇樱红．前囟门凹陷，心音低钝，肺部无啰音，腹胀，四肢无力、稍凉，血钠132mmol/L。可能的诊断是
A. 中度等渗性脱水，酸中毒，低血钾
B. 中度低渗性脱水，酸中毒
C. 重度等渗性脱水，酸中毒，低血钾
D. 重度低渗性脱水，酸中毒，低血钾
E. 中度高渗性脱水，酸中毒，低血钾

8. 在护理脱水补液的患儿时，如输液后患儿出现乏力、腹胀、肠鸣音减弱、腱反射消失、心音低钝，应考虑
A. 低钾血症
B. 低氯血症
C. 低钙血症
D. 低镁血症
E. 低磷血症

【A_3/A_4型题】

（1～2题共用题干）

患儿，男，2岁，因支气管炎收入院已20天，住院期间用过多种抗生素，体温曾恢复正常，近2天来发热、呕吐、腹泻，大便腥臭，呈暗绿色海水样，含黏液较多，镜检有大量脓细胞。

1. 该患儿最可能的诊断是
A. 轮状病毒性肠炎
B. 大肠埃希菌性肠炎
C. 假膜性肠炎
D. 金黄色葡萄球菌肠炎
E. 真菌性肠炎

2. 该患儿目前首要的治疗措施为
A. 调整饮食
B. 纠正水、电解质和酸碱平衡紊乱
C. 停用原先的抗生素
D. 微生态疗法
E. 肠黏膜屏障保护剂

（3～4题共用题干）

患儿，女，3岁，因支气管肺炎收住院，抗感染治疗已2周，现出现腹泻，较频繁，大便为黄绿色，水样，有假膜排出，患儿伴有腹痛和发热。大便培养有厌氧菌。

3. 该患儿最可能的诊断是
A. 轮状病毒性肠炎
B. 大肠埃希菌性肠炎
C. 假膜性肠炎
D. 金黄色葡萄球菌肠炎
E. 真菌性肠炎

4. 该患儿目前首优护理诊断是
A. 腹泻
B. 体液不足
C. 体温过高
D. 焦虑
E. 营养失调

（5～6题共用题干）

患儿，女，10月，因上呼吸道感染收住

院，入院后进行抗感染及支持、对症治疗15天，病情较稳定，近2天来出现腹泻，黄色稀便，泡沫多，带黏液，可见豆腐渣样细块，大便镜检见假菌丝。

5. 该患儿最可能的诊断是
   A. 轮状病毒性肠炎
   B. 大肠埃希菌性肠炎
   C. 假膜性肠炎
   D. 金黄色葡萄球菌肠炎
   E. 真菌性肠炎
6. 该患儿治疗时应选用
   A. 青霉素
   B. 头孢霉素
   C. 制霉菌素
   D. 红霉素
   E. 庆大霉素

（7～9题共用题干）

患儿，9个月，呕吐、腹泻3天，尿量略少，皮肤弹性稍差，口唇微干，眼窝轻度凹陷。血清钠浓度为140mmol/L。

7. 其脱水的程度为
   A. 重度脱水
   B. 无脱水
   C. 中度脱水
   D. 极重度脱水
   E. 轻度脱水
8. 该患儿失水约占其体重的
   A. 5%以下
   B. 8%
   C. 10%
   D. 12%
   E. 14%
9. 给该患儿补充累积损失量用ORS液，按体重计算入量应为
   A. 20ml/kg
   B. 30ml/kg
   C. 40ml/kg
   D. 50ml/kg
   E. 80ml/kg

（10～12题共用题干）

患儿，11个月，因呕吐、腹泻3天来院，初步诊断为婴儿腹泻伴重度等渗脱水。

10. 补充累积损失应选用下列哪种液体
    A. 等张含钠液
    B. 1/2张含钠液
    C. 1/5张含钠液
    D. 1/3张含钠液
    E. 1/4张含钠液
11. 患儿经输液6小时后，脱水情况好转，开始排尿，但又出现精神萎靡，心音低钝，腹胀，肠鸣音减弱，这时应首先考虑为
    A. 酸中毒未纠正
    B. 中毒性肠麻痹
    C. 低血钾
    D. 低血钙
    E. 低血镁
12. 如患儿需要补钾，应把氯化钾稀释至何种浓度而后静脉缓慢点滴
    A. 0.2%～0.3%
    B. 0.3%～0.5%
    C. 0.5%～1.0%
    D. 1.0%～1.5%
    E. 1.5%～3.0%

【B_1型题】

（1～3题共用备选答案）

A. 口腔黏膜充血水肿呈红绒状
B. 口腔黏膜可见大小不等的溃疡
C. 口腔黏膜出现奶凝块状物
D. 口腔黏膜出现黄白色小水疱
E. 咽及软腭黏膜出现黄白色小水疱

1. 溃疡性口腔炎口腔黏膜特征
2. 鹅口疮口腔黏膜特征
3. 疱疹性口腔炎口腔黏膜特征

（4～8题共用备选答案）

A. 血钙降低
B. 血钾降低

C. 酸中毒
D. 高渗性脱水
E. 低镁血症
4. 腹泻输液中突然惊厥
5. 腹泻输液中腹胀、肌张力低下
6. 手足颤、钙剂无效
7. 呼吸深大、口唇樱桃红
8. 烦躁、高热、易激惹

(9～10 题共用备选答案)
A. 单纯疱疹病毒
B. 金黄色葡萄球菌
C. 轮状病毒
D. 白色念珠菌
E. 空肠弯曲菌
9. 疱疹性口炎的病原体是
10. 引起婴儿秋季腹泻常见的病原体是

四、问答题

1. 简述口炎的主要护理诊断。
2. 简述口炎的护理措施。
3. 试述轻型小儿腹泻的临床表现。
4. 试述重型小儿腹泻的临床表现。
5. 小儿腹泻的治疗原则是什么？
6. 患儿，男，10 个月，平时发育营养正常，人工喂养。3 天来腹泻，大便 15～20 次/天，蛋花汤样大便，伴低热，偶有呕吐，1 天来尿少。6 小时来无尿。查体：精神萎靡，口干，眼窝及前囟凹陷，皮肤弹性差，四肢凉，BP 8.53/5.33kPa（64/40mmHg），血清钠 132mmol/L。
(1) 该患儿的临床诊断是什么？
(2) 该患儿的主要护理诊断是什么？
(3) 应采取的护理措施有哪些？

参考答案

一、名词解释

1. 生理性流涎：婴儿 3～4 个月时，唾液分泌量增加，但因不会及时吞咽，常出现生理性流涎。
2. 口炎：是指各种病原体及刺激因素引起的口腔黏膜的炎症。病原体主要有病毒、细菌、真菌或螺旋体等引起。
3. 小儿腹泻：或称腹泻病，是由多病原、多因素引起的以大便次数增多和大便性状改变为特点的临床综合征重者可引起水和电解质紊乱。
4. 抗生素诱发性肠炎：为长期使用广谱抗生素使肠道正常菌群受到抑制，而继发肠道内耐药性金黄色葡萄球菌、变形杆菌、难辨梭状芽胞杆菌或白色念珠菌等大量繁殖引起的药物较难控制的肠炎。

二、填空题

1. ＜5%　5%～10%　＞10%
2. ＜2 周　2 周～2 个月　＞2 个月
3. 白色念珠菌　在口腔黏膜上出现白色或灰白色乳凝块样物质
4. 50　80～100

三、选择题

A_1 型题

1. E　2. B　3. A　4. B　5. D　6. C　7. B　8. B
9. C　10. D　11. C　12. E

A_2 型题

1. B　2. D　3. B　4. C　5. B　6. D　7. A　8. A

A_3/A_4 型题

1. D　2. C　3. C　4. A　5. E　6. C　7. E　8. A
9. D　10. B　11. C　12. A

B_1 型题

1. B　2. C　3. D　4. A　5. B　6. E　7. C　8. D
9. A　10. C

四、问答题

1. 口炎的主要护理诊断如下：

(1) 口腔黏膜改变，与口腔黏膜感染有关。

(2) 疼痛，与口腔黏膜炎症和破损有关。

(3) 体温过高，与口腔黏膜感染有关。

2. 口炎的护理措施如下：

(1) 口腔护理：2%碳酸氢钠溶液或3%过氧化氢溶液清洗溃疡面后，涂锡类散、冰硼散或2.5%～5%金霉素鱼肝油等。较大儿童可用含漱剂漱口。鼓励多饮水，保持口腔黏膜湿润和清洁。对流涎者，及时清除流出物，保持皮肤干燥、清洁。

(2) 正确涂药：应先将纱布或干棉球放在颊黏膜腮腺管口处或舌系带两侧，隔断唾液流出，再用干棉球将病变部黏膜表面吸干净后方能涂药。涂药后嘱患儿闭口10分钟，然后取出隔离唾液的纱布或棉球。

(3) 饮食护理：供给以高热量、高蛋白质、含丰富维生素的流食或半流食食物宜微温或放凉后进食，同时应避免摄入刺激性食物和酸性饮料。局部疼痛影响进食者，在进食前用2%利多卡因涂局部。

(4) 食具专用：患儿使用的食具应煮沸消毒或高压灭菌消毒。

(5) 健康教育：纠正患儿吮指、不刷牙等不良行为。进行营养指导，避免偏食、挑食，培养良好的饮食习惯。注意食具卫生，每次使用后应进行消毒。患急性感染、腹泻等疾病时应适当补充维生素C和B族维生素。

3. 轻型小儿腹泻主要表现胃肠道症状，食欲不振、溢奶或呕吐，大便每日可达4～5次至10余次，每次量不多，大便镜检可见大量脂肪球。无明显的全身症状和脱水表现，多在数日内痊愈。

4. 重型小儿腹泻有严重的胃肠道症状，食欲低下，常有呕吐，甚者吐出咖啡渣样液体。腹泻频繁，每日大便10次以上，多者可达数十次。大便水样或蛋花汤样，有黏液，量多。大便镜检可见脂肪球和少量白细胞。有明显的水、电解质紊乱和全身中毒症状。一般状态较差，发热，烦躁不安或嗜睡，甚至昏迷，出现不同程度的脱水、酸中毒、低血钾、低血钙和低血镁的表现。

5. 小儿腹泻的治疗原则是调整饮食，预防和纠正脱水，合理用药，加强护理。

(1) 调整饮食：除严重呕吐者可暂时禁食 4～6 小时外，强调继续喂养，以满足生理需要，补充疾病消耗，缩短恢复时间。可根据腹泻的类型、个体消化吸收功能及平时的饮食习惯进行合理调整。

(2) 纠正水、电解质紊乱和酸碱失衡：预防脱水及轻、中度脱水的治疗可口服补液；中度以上脱水和吐泻重或腹胀的患儿可静脉补液，同时注意纠正酸中毒、补钾、补钙和镁等。

(3) 药物治疗：①控制感染：病毒性肠炎及非侵袭性细菌感染一般不用抗生素，以调整饮食、液体疗法和选用微生态制剂黏膜保护剂为主。侵袭性细菌肠炎可先根据临床特点选择抗生素，然后依据大便细菌培养和药敏试验结果调整。②微生态疗法：可选用双歧杆菌、嗜酸乳杆菌、粪链球菌制剂，有助于恢复肠道正常菌群生态平衡。③肠黏膜保护剂：如蒙脱石粉（思密达）。

6. (1) 该患儿的临床诊断：小儿腹泻，重型，重度等渗性脱水。

(2) 该患儿的主要护理诊断是：

1) 腹泻：与喂养不当或感染导致肠道功能紊乱有关。

2) 体液不足：与腹泻、呕吐丢失液体过多和摄入量不足有关。

3) 体温过高：与肠道感染有关。

4) 有皮肤完整性受损的危险：与大便次数增多刺激臀部皮肤有关。

5) 营养失调，低于机体需要：与腹泻、呕吐丢失热量和营养素未及时补足有关。

6) 潜在并发症：休克。

(3) 主要护理措施：

1) 饮食管理：暂停牛乳和其他辅食，喂等量米汤或稀释牛奶，应少量多餐，待好转后，由少到多，由稀到稠，过渡到正常饮食。腹泻停止后，给予营养丰富的饮食，并每天加餐 1 次，共 2 周。

2) 严格消毒隔离：按肠道传染病做好床边隔离，护理患儿前后要认真洗手，防止交叉感染。

3) 恢复并维持体液平衡：立即建立静脉通道，按医嘱进行扩容、补充累积损失量、继续损失量和生理需要量，记录出入量，根据病情调整输液速度，粘贴留置尿瓶，了解补液后第一次排尿时间。

4) 臀部皮肤护理：①选用柔软布类尿布，避免使用不透气塑料布，每次便后用温水清洗臀部并擦干；②局部皮肤发红处涂以 5%鞣酸软膏或 40%氧化锌油；③局部发红有渗出或有浅溃疡者，可采用灯光照射法。

5) 严密观察病情：监测小儿体温，观察脱水程度、大便情况以及代谢性酸中毒和低血钾的表现，及时发现病情变化。

6) 健康教育：①指导合理喂养，宣传母乳喂养的优点和科学育儿方法。②培养儿童良好的卫生习惯，注意食物要新鲜，清洁和食具消毒，避免肠道内感染。③及早治疗营养不良、佝偻病等，适当户外活动，增强体质。注意天气变化，防止受凉或过热。④避免长期滥用广谱抗生素。

（范丽玲）

第十章　呼吸系统疾病患儿护理

强化练习题

一、名词解释

1. 急性上呼吸道感染　2. 哮喘持续状态　3. 急性感染性喉炎
4. 社区获得性肺炎　5. 院内获得性肺炎　6. 非典型性肺炎

二、填空题

1. 列为卫生部重点防治的小儿四病是________、________、________和________。

2. 两种特殊类型的上感是________________和________________。

3. 支气管哮喘临床以反复发作性________、呼吸困难、________、胸闷为特点，常在夜间与清晨发作，症状可经治疗或自行缓解。

4. 急性感染性喉炎呼吸困难的特点是________________，支气管哮喘呼吸困难的特点是________________。

5. 肺炎患儿临床上以________、________、________、________和肺部________为其共同特点。

6. 肺炎的分类按病理可分为________、________和________等。

7. 呼吸道合胞病毒肺炎在临床上有两种类型________和________。

8. 肺炎患儿应用抗生素原则是早期、________、________，重症患儿宜________给药。

9. 急性肺炎的病程为________、迁延性肺炎的病程为________、慢性肺炎的病程________。

三、选择题

【A_1 型题】

1. 急性上呼吸道感染最常见的病原体是
A. 病毒
B. 细菌
C. 真菌
D. 支原体
E. 衣原体

2. 疱疹性咽峡炎的病原体是
A. 呼吸道合胞病毒
B. 腺病毒
C. 轮状病毒
D. 柯萨奇病毒
E. 诺沃克病毒

3. 咽-结合膜热的病原体是
A. 呼吸道合胞病毒
B. 腺病毒
C. 轮状病毒
D. 柯萨奇病毒
E. 诺沃克病毒

4. 急性上呼吸道感染患儿预防高热惊厥的最主要护理措施为
A. 保持安静
B. 观察病情
C. 积极降温

D. 给镇静药
E. 控制感染

5. 治疗支气管哮喘的首选药物是
A. 糖皮质激素
B. $β_2$-受体激动剂
C. 色甘酸钠
D. 安可来
E. 免疫调节剂

6. 婴幼儿肺炎最常见的类型是
A. 大叶性肺炎
B. 间质性肺炎
C. 支气管肺炎
D. 毛细支气管炎
E. 呼吸性毛细支气管炎

7. 重症肺炎因缺氧及二氧化碳潴留可发生
A. 代谢性碱中毒
B. 呼吸性碱中毒
C. 代谢性酸中毒
D. 呼吸性酸中毒
E. 混合性酸中毒

8. 轻症与重症肺炎的主要区别是
A. 高热持续不退
B. 剧烈咳嗽咳痰
C. 进行性呼吸困难
D. 累及其他系统
E. X线见融合病灶

9. 重症肺炎患儿出现惊厥，可能发生了
A. 心肌炎
B. 心力衰竭
C. 中毒性脑病
D. 中毒性肠麻痹
E. 脓胸

10. 支气管肺炎应用抗生素持续用至体温正常后几天
A. 1～3天
B. 3～5天
C. 5～7天
D. 7～9天
E. 9～11天

11. 肺炎患儿最适宜的病室温度和相对湿度分别是
A. 16～18℃，40％
B. 18～22℃，55％～60％
C. 22～26℃，70％
D. 26～28℃，80％
E. 26～28℃，90％

12. 肺炎患儿用鼻前庭导管给氧，氧流量和氧浓度应分别为
A. 0.5～1L/min，＜40％
B. 2～4L/min，＜50％
C. 5～6L/min，＜60％
D. 7～8L/min，＜70％
E. 9～10L/min，＜90％

13. 拍背辅助患儿排痰的方法**不正确**的是
A. 五指并拢
B. 向内合掌成空心状
C. 由上到下
D. 由外向内
E. 轻叩背部

14. 婴幼儿易患呼吸道感染的免疫因素是
A. IgE低
B. IgM低
C. IgA低
D. IgG低
E. 清蛋白活性低

15. 婴儿心力衰竭的诊断指征为心率
A. ＞180次/分
B. ＞160次/分
C. ＞140次/分
D. ＞120次/分
E. ＞100次/分

16. 下列属于年长儿上感主要症状的是
A. 发热、乏力
B. 流涕、咳嗽
C. 畏寒、呕吐
D. 烦躁不安
E. 头痛、高热惊厥

17. 关于小儿急性感染性喉炎的症状，下列几项**错误**的是
A. 声嘶
B. 喉鸣
C. 三凹征
D. 犬吠样咳嗽
E. 呼气性呼吸困难
18. 按病理分类婴幼儿最常见的肺炎是
A. 大叶性肺炎
B. 支气管肺炎
C. 间质性肺炎
D. 干酪性肺炎
E. 原虫性肺炎
19. 下列几种病毒引起的急性上感可出现不同形态的皮疹的是
A. 腺病毒
B. 鼻病毒
C. 肠道病毒
D. 流感病毒
E. 呼吸道合胞病毒
20. 慢性肺炎的病程为
A. <1 个月
B. 1 个月
C. 2 个月
D. 1～3 个月
E. >3 个月
21. 下列**不属于**非典型肺炎病原体的是
A. 病毒
B. 细菌
C. 军团菌
D. 衣原体
E. 肺炎支原体
22. 引起婴幼儿肺炎最常见的病原菌是
A. 肺炎链球菌
B. 溶血性链球菌 A 组
C. 溶血性链球菌 B 组
D. 大肠埃希菌
E. 金黄色葡萄球菌
23. 气管与支气管异物是耳鼻喉科常见的重症急诊之一，好发的年龄是
A. 5 岁以下
B. 6 岁以下
C. 7 岁以下
D. 8 岁以下
E. 9 岁以下

【A_2 型题】

1. 患儿，7 岁，患急性上呼吸道感染，既往有风湿热史，用青霉素治疗，疗程宜为
A. 1～7 天
B. 7～10 天
C. 10～14 天
D. 2～3 周
E. 3～4 周
2. 患儿，8 个月，发热，咳嗽，体温 39.4℃，诊断为急性上呼吸道感染，目前首要的护理措施是
A. 卧床休息
B. 清淡饮食
C. 降温处理
D. 静脉补液
E. 口腔护理
3. 患儿，男，6 个月，2 天来咳嗽伴喘憋、低热，曾注青霉素无效而收入院。查体：烦躁，喘憋，有三凹征，呼吸 72 次/分，心率 168 次/分，两肺喘鸣音及少量中小水泡音，肝肋下 3cm，最大可能诊断为
A. 喘息性支气管炎
B. 毛细支气管炎
C. 支气管哮喘
D. 支气管肺炎
E. 支气管炎
4. 患儿，女，8 个月，5 天来频咳，喘憋，持续稽留高热。查体：T39.5℃，精神萎靡，嗜睡与烦躁交替，面色苍白，口周发绀，两肺呼吸音粗，可闻少量干湿啰音，X 线胸片可见右下肺大片状阴影。临床诊断考虑为

A. 腺病毒肺炎
B. 肺炎支原体肺炎
C. 金黄色葡萄球菌肺炎
D. 呼吸道合胞体肺炎
E. 急性支气炎

5. 患儿，1个月。发热2天，体温高达38.9～39.8℃，面色苍白，呻吟，呼吸困难，呼吸55～65次/分，心率160～180次/分，心音低钝，肝肋下2cm，双肺可闻及中量的细小啰音，右上肺叩诊稍浊，呼吸音减弱。X线片示双肺大小不等的片状阴影，右上肺大片浓密阴影，阴影内似有液气平，护士判断此患儿为
A. 金黄色葡萄球菌肺炎
B. 呼吸道合胞病毒肺炎
C. 腺病毒肺炎
D. 支气管哮喘
E. 支原体肺炎

6. 患儿男，6个月，支气管肺炎，半天来突然烦躁不安，口唇发绀，有鼻扇及三凹征。体检：呼吸72次/分，心率180次/分，心音低钝，两肺大量细湿啰音，肝肋下3.5cm，护士判断该患儿可能并发了
A. 脓胸
B. 肺不张
C. 脓气胸
D. 肺大泡
E. 急性心力衰竭

7. 患儿，2个月。发热2天。体温高达38.9～39.8℃，面色苍白，呻吟，呼吸困难，呼吸55～65次/分，心率160～180次/分，心音低钝，肝肋下2cm，双肺可闻及中量的细小啰音，右上肺叩诊稍浊，呼吸音减弱。X线片示双肺大小不等的片状阴影，WBC13×10^9/L，此患儿应用抗生素的时间应为
A. 7～10天
B. 10～14天
C. 体温正常后
D. 体温正常后3天
E. 临床症状消失后3天

8. 患儿男，2岁，发热，T 38.5℃，咳嗽，初为干咳，现在有痰，体检：双肺呼吸音粗，可闻及散在的干、湿啰音，下列治疗措施**不当**的是
A. 退热
B. 化痰
C. 平喘
D. 镇咳
E. 控制感染

9. 患儿女，1岁，1天前出现发热，T37.8℃，犬吠样咳嗽、声音嘶哑、烦躁不安、吸气性喉鸣和三凹征，护士采取的**不正确**的措施是
A. 及时吸氧
B. 马上药物降温
C. 烦躁时可用异丙嗪
D. 肾上腺皮质激素雾化
E. 随时做好气管切开准备

10. 患儿女，5个月，T 38.9℃，咳嗽，呛奶，有少量痰，咳不出，双肺可闻及散在的干、湿啰音，护士首选应采取的措施是
A. 降温
B. 止咳
C. 化痰
D. 吸氧
E. 控制感染

11. 患儿男，12岁。2天前受凉后出现咽干、咽痛、鼻塞、流涕、干咳、头痛，轻微畏寒。查体：T 37.1℃，咽红，扁桃体无肿大，两肺呼吸音清，未闻及干湿啰音。患儿可能的诊断是
A. 普通感冒
B. 急性病毒性咽炎
C. 急性病毒性喉炎

D. 急性病毒性支气管炎
E. 急性支气管炎

12. 患儿 6 岁，夏季发病，急性起病，高热 1 天，食欲减退，咽痛，检查时可咽部充血，在咽弓、腭垂（悬雍垂）黏膜上可见数十个 2～4mm 大小灰白色小疱疹，围的红晕，血象白细胞 4.0×10^9/L 分类正常，则患儿诊断为
A. 咽结合膜炎
B. 疱疹性咽峡炎
C. 流行性感冒
D. 急性咽炎
E. 扁桃体炎

13. 患儿 2 岁，冬季发病，突发高热，喘憋 3 天，病前 1 周有皮肤感染史，查体：肺部散在中细湿啰音，皮肤可见猩红热样皮疹，血象白细胞总数 8.0×10^9/L，中性粒细胞 90%，胸部 X 线可见大小不等的斑点状结节阴影，该患儿应诊断为
A. 腺病毒肺炎
B. 支原体肺炎
C. 金黄色葡萄球菌肺炎
D. 呼吸道合胞病毒肺炎
E. 肺结核

14. 患儿女，12 岁，因咳嗽一个月来诊，体格检查：两肺呼吸音粗，未闻及啰音，胸部 X 线检查两肺纹理增强，可见均匀的片状阴影，冷凝集试验 ≥1∶64，周围血白细胞计数正常，中性粒细胞增多，结核菌素试验阴性，血沉增快，应诊断为
A. 肺结核
B. 支原体肺炎
C. 病毒性肺炎
D. 霉菌性肺炎
E. 嗜酸细胞性肺炎

15. 患儿，2 岁，因肺炎伴急性心力衰竭需立即进行抢救，首选的药物是
A. 地高辛口服
B. 多巴胺静脉注射
C. 硝普钠静脉点滴
D. 西地兰缓慢静脉注射
E. 酚妥拉明静脉点滴

16. 患儿，7 岁，发热、咳嗽、咳痰 6 天，痰液黏稠，不易咳出。查体：T 37.5℃，R 24 次/分，肺部听诊有少许湿啰音。以下哪项护理措施最恰当
A. 立即物理降温
B. 给予镇咳药
C. 面罩吸氧
D. 对患儿及家长进行健康指导
E. 超声雾化吸入，保持呼吸道通畅

17. 患儿男，6 个月，支气管肺炎，半天来突然烦躁不安，口唇发绀，有鼻扇及三凹征。体检：呼吸 72 次/分，心率 180 次/分，心音低钝，两肺大量细湿啰音，肝肋下 3.5cm，护士判断该患儿可能并发了
A. 脓胸
B. 肺不张
C. 脓气胸
D. 肺大疱
E. 急性心力衰竭

18. 患儿，女，5 个月，T 38.9℃，咳嗽，呛奶，有少量痰，咳不出，双肺可闻及散在的干、湿啰音，护士首选应采取的措施是
A. 降温
B. 止咳
C. 化痰
D. 吸氧
E. 控制感染

【A_3/A_4 型题】

（1～2 题共用题干）

患儿女，7 岁，发热、咳嗽、咳痰 6 天，痰液黏稠，不易咳出，食欲差。查体：T

37.5℃，R 24 次/分，P 72 次/分，肺部听诊有少量湿啰音。

1. 护士应提出的护理问题是
   A. 清理呼吸道无效
   B. 低效性呼吸形态
   C. 气体交换受损
   D. 心输出量减少
   E. 营养失调
2. 护士应采取的护理措施是
   A. 鼻导管吸氧
   B. 给予镇咳药
   C. 立即物理降温
   D. 超声雾化吸入
   E. 吸痰

（3～5 题共用题干）

患儿女，1 岁。因咳嗽、发热 1 天就诊，查体：精神萎靡，体温 40℃，双肺可闻及少许湿啰音，心脏听诊无明显异常。WBC18.4 $\times 10^9$/L，Hb11.4g/L。胸部 X 线片提示：双肺感染性病变，门诊按“肺部感染”给予头孢类抗生素抗炎治疗，在输液过程中患儿突然出现抽搐、惊厥。

3. 患儿惊厥最可能的原因是
   A. 药物中毒
   B. 高热惊厥
   C. 心脏病
   D. 贫血
   E. 窒息
4. 护士应首选采用的措施是
   A. 通知医生
   B. 停止输液
   C. 给予氧气输入
   D. 立即约束四肢
   E. 加床挡
5. 护士应准备的急救药品是
   A. 地塞米松
   B. 地西泮
   C. 肾上腺素
   D. 异丙嗪
   E. 来比林（阿司匹林）

（6～7 题共用题干）

患儿，男，6 个月，3 天来高热，咳嗽，咳痰，精神萎靡，纳差，时有呕吐，大便稀，每日 3～4 次，周围血 WBC 20×10^9/L，查体：烦躁不安，气促，面色苍白，皮肤可见猩红热样皮疹，两肺可闻中小湿啰音。

6. 该患儿医疗诊断为
   A. 腺病毒肺炎
   B. 肺炎支原体肺炎
   C. 金黄色葡萄球菌肺炎
   D. 肺炎链球菌肺炎
   E. 呼吸道合胞体病毒肺炎
7. 上述患儿入院后突然出现呼吸困难加重，心率 180 次/分，经吸痰和给予氧气吸入后无明显缓解，应考虑发生了
   A. 呼吸性酸中毒
   B. 合并心力衰竭
   C. 高热所致
   D. 并发脓气胸
   E. 中毒性脑病

（8～10 题共用题干）

患儿，男，8 岁，1 周来发热、咳嗽频，2 天来加重，曾用青霉素 3 天无效。查体：一般情况尚可，T 38℃，右后下肺呼吸音减低，胸片发现左上肺小片状淡薄云絮状阴影。血 WBC 13×10^9/L

8. 该患儿考虑为
   A. 呼吸道合胞体病毒肺炎
   B. 肺炎支原体肺炎
   C. 大叶性肺炎
   D. 金黄色葡萄球菌肺炎
   E. 腺病毒肺炎
9. 该患儿治疗应首选抗生素是
   A. 青霉素
   B. 氨苄青霉素
   C. 头孢塞肟

D. 庆大霉素

E. 红霉素

10. 该患儿保持合适的体位应

A. 降低床头30°～60°

B. 抬高床头30°～60°

C. 平卧位

D. 侧卧位

E. 膝胸卧位

（11～13题共用题干）

患儿，女，6个月，4天来咳嗽，发热38～39℃。查体：呼吸70次/分，心率184次/分，三凹征（+），两肺散在中小湿啰音，肝肋下3.5cm。此患儿考虑为支气管肺炎合并心力衰竭。

11. 该患儿首要的护理诊断是

A. 气体交换受损

B. 清理呼吸道无效

C. 体温过高

D. 心输出量减少

E. 营养失调

12. 该患儿下列应急处理最重要的是

A. 立即坐位或半卧位

B. 镇静吸氧

C. 保持呼吸道通畅

D. 使用快速洋地黄制剂

E. 使用强力利尿剂

13. 以下护理措施对该患儿**不合适**的是

A. 经常翻身拍背

B. 给予超声雾化

C. 少量多餐

D. 用输液泵输液

E. 遵医嘱强心、利尿

四、问答题

1. 急性上呼吸道感染患儿并发症有哪些？
2. 支气管哮喘患儿的护理措施有哪些？
3. 急性感染性喉炎的护理措施有哪些？
4. 轻症肺炎的表现有哪些？
5. 肺炎合并心力衰竭的表现有哪些？
6. 病历分析：患儿，男，8个月，因发热、咳嗽3天，1天来咳嗽加重有痰伴气促而入院。查体：T39.0℃，呼吸50次/分，心率120次/分，两肺叩清，两肺散在中小湿啰音。

（1）列出该患儿的临床诊断。

（2）列出患儿的护理诊断。

（3）简述该患儿的护理措施。

参考答案

一、名词解释

1. 急性上呼吸道感染是由各种病原引起的上呼吸道急性炎症，是小儿最常见的疾病。主要侵犯鼻、鼻咽和咽部，常统称为上呼吸道感染。

2. 少数哮喘病例，哮喘发作时出现严重呼吸困难，应用一般拟交感神经药物和茶碱类药物呼吸困难不能缓解，出现低氧血症、心功能不全，若持续24h以上则称为哮喘持续状态。

3. 急性感染性喉炎：为喉部黏膜急性弥漫性炎症，以犬吠样咳嗽、声嘶、喉鸣和吸气性呼吸困难为特征。

4. 社区获得性肺炎：指无明显免疫抑制的患儿在院外或住院 48 小时内发生的肺炎。

5. 院内获得性肺炎：指住院 48 小时以后发生的肺炎。

6. 非典型性肺炎：由肺炎支原体、衣原体、军团菌及病毒等引起的肺炎。2003 年春季我国发生了一种传染性非典型性肺炎，WHO 将其命名为严重急性呼吸道综合症（SARS），初步认定为新型冠状病毒引起，即为非典型肺炎。

二、填空题

1. 肺炎　腹泻　佝偻病　贫血
2. 疱疹性咽峡炎　咽-结合膜热
3. 喘息　咳嗽
4. 吸气性呼吸困难　呼气性呼吸困难
5. 发热　咳嗽　气促　呼吸困难　固定湿啰音
6. 支气管肺炎　大叶性肺炎　间质性肺炎
7. 喘憋性肺炎　毛细支气管炎
8. 足量　足疗程　联合静脉
9. 1 个月以内　1～3 个月　3 个月以上

三、选择题

A_1 型题

1. A	2. D	3. B	4. C	5. B	6. C	7. E	8. D
9. C	10. C	11. B	12. A	13. C	14. C	15. A	16. B
17. E	18. B	19. C	20. E	21. B	22. A	23. A	

A_2 型题

1. C	2. C	3. B	4. A	5. A	6. E	7. E	8. D
9. B	10. A	11. A	12. B	13. C	14. B	15. A	16. E
17. E							

A_3/A_4 型题

1. A	2. D	3. B	4. A	5. B	6. C	7. B	8. B
9. E	10. B	11. D	12. D	13. A			

四、问答题

1. 上呼吸道感染婴幼儿并发症较多，可波及邻近器官或向下蔓延，并发中耳炎、鼻窦炎、咽后壁脓肿、颈淋巴结炎、喉炎、支气管炎和肺炎等；年长儿若患溶血性链球菌感染可引起急性肾小球肾炎、风湿热等疾病。

2. 支气管哮喘的护理措施如下：

（1）保证休息，保证摄入足够的水分。

（2）消除呼吸困难和维持气道通畅：①采取半卧位或坐位，②给予鼻导管或面罩给氧，浓度以不超过 40% 为宜。③采取雾化吸入、胸部叩击、体位引流等措施辅助患儿排痰。④遵医嘱给予糖皮质激素和支气管扩张剂，并评价其效果，观察副作用。

（3）密切观察病情：监测生命体征，观察患儿哮喘表现及病情变化，警惕哮喘持续状态、心力衰竭、呼吸骤停等并发症的发生。如若发生，应立即协助医师抢救。

（4）心理护理：关心、安慰患儿使其尽量避免情绪激动。及时执行治疗措施，以缓解症状，解除恐惧心理。

（5）健康教育：①介绍防病知识；②指导呼吸运动。

3. 急性感染性喉炎的护理措施如下：

（1）改善呼吸功能和保持呼吸道通畅：①卧床休息；②超声雾化吸入；③及时吸氧；④保证营养和水分。

（2）维持体温正常。

（3）严密观察病情变化，做好气管切开术的准备工作，以备急救。

（4）心理护理：关心患儿，及时给家长解释病情，以取得合作。

（5）健康教育。

4. 轻症肺炎的表现主要累及呼吸系统，大多起病较急。

（1）症状：主要表现为发热、咳嗽和气促。①发热：热型不一，多为不规则发热，亦可为弛张热或稽留热，早产儿、新生儿、重度营养不良儿可不发热或体温下降。②咳嗽：较频，初为刺激性干咳，以后有痰咳嗽；新生儿、早产儿可表现为口吐白沫。③气促：呼吸急促，多出现于发热、咳嗽之后。婴幼儿常有食欲不振、恶心、吐泻等消化道症状。

（2）体征：①呼吸增快：可达 40～80 次/分，重者可有鼻翼扇动、三凹征。②发绀：多出现在口周、鼻根及指趾末端。③肺部体征：早期可不明显或仅呼吸音粗糙，以后可听到固定的中、细湿啰音，以肺底和脊柱旁为多，吸气末最明显；叩诊正常，若病灶较大，则出现相应的肺实变体征。

5. 肺炎合并心力衰竭的表现为①呼吸困难突然加重，超过 60 次/分，不能以肺炎和其他并发症来解释；②心率增快达 160～180 次/分，不能以体温升高和呼吸困难来解释；③烦躁不安、面色苍白或发绀，经吸氧及给予镇静剂不能缓解；④肝短期内迅速增大；⑤出现心音低钝、奔马律、颈静脉怒张；⑥少尿或无尿，颜面和四肢出现浮肿。出现前 5 项即可诊断心力衰竭。

6. 病历分析

（1）临床诊断：支气管肺炎。

（2）护理诊断

①气体交换受损：与肺部炎症有关。

②清理呼吸道无效：与呼吸道炎症分泌物增多及年幼儿不会主动排痰有关。

③体温过高：与肺部感染有关。

（3）该患儿的护理措施如下：

1）环境与休息：①保持病室环境清洁，空气新鲜；②室温在 18～22℃，湿度 55%～60%为宜。③卧床休息，降低机体的氧耗。

2）氧疗：采用鼻前庭导管或面罩给氧，必要时应用人工呼吸机。

3）遵医嘱使用抗生素，并注意观察药物的疗效和不良反应。

4）保持呼吸道通畅：①取合适的体位，抬高床头；②指导和鼓励患儿进行有效的咳嗽，定时翻身拍背，辅助排痰；②超声雾化；③病情允许的情况下，可进行体位引流。

5）维持体温正常

6）补充营养和水分，输液时要严格控制输液量和滴注速度。

7）密切观察病情：警惕心力衰竭、中毒性脑病、中毒性肠麻痹以及脓胸、脓气胸的发生，并协助医师处理和抢救。

8）健康教育：①指导家长掌握加强营养、增强体质、预防呼吸道感染疾病的知识；②患有营养不良、佝偻病、营养性贫血及先天性心脏病的患儿应及时进行相应治疗；③教会家长一般急性呼吸道感染的处理方法，使患儿在疾病早期能得到及时处理。

（范丽玲）

第十一章　循环系统患儿的护理

强化练习题

一、名词解释

1. 潜伏发绀型先心病　2. 法洛四联症　3. 杵状指（趾）　4. 缺氧发作
5. 病毒性心肌炎　6. 充血性心力衰竭

二、填空题

1. 正常 5 岁小儿平均血压的收缩压是________ mmHg，舒张压是收缩压的________ mmHg。

2. 小儿收缩压超过正常标准__________ mmHg 以上为高血压。

3. 先天性心脏病的病因现已了解的有两类是__________和__________。

4. 正常 7 岁以后小儿心尖的位置在__________。

5. 引起先天性心脏病的环境因素中最主要的是__________。

6. 左向右分流先天性心脏病常见的有__________、__________和__________。

7. 法洛四联症的病理改变是__________、__________、__________和__________。

8. 在法洛四联症的四种畸形中以__________为最重要，对病理生理和临床表现有重要影响。

9. 病毒性心肌炎最常见的病原体是__________。

10. 呋塞米（速尿）注射后__________开始显效，可维持__________双氢克尿塞口服后__________开始起作用，可维持__________。

三、选择题

【A_1 型题】

1. 影响心脏形成的关键时期是胚胎的
   A. 2 周前
   B. 4 周前
   C. 6 周前
   D. 8 周前
   E. 4 个月前

2. 80%的小儿动脉导管解剖闭合的年龄是
   A. 3～4 个月
   B. 6 个月
   C. 12 个月
   D. 24 个月
   E. 3 岁

3. 3 岁小儿测血压正常的结果是
   A. 60/40mmHg
   B. 86/58mmHg
   C. 98/68mmHg
   D. 100/60mmHg
   E. 110/80mmHg

4. 婴儿的平均心率为每分钟
   A. 80～90 次
   B. 90～100 次
   C. 100～110 次

D. 110～130 次
E. 140～160 次

5. 先天性心脏病最常见的类型是
A. 房间隔缺损
B. 室间隔缺损
C. 动脉导管未闭
D. 法洛四联症
E. 肺动脉狭窄

6. 左向右分流型先心病最常见的并发症是
A. 支气管肺炎
B. 感染性心内膜炎
C. 脑栓塞
D. 脑脓肿
E. 脑膜炎

7. 法洛四联症患儿喜蹲踞主要是因为这能使
A. 心脑供血量增加
B. 缓解漏斗部痉挛
C. 腔静脉回心血量增加
D. 休息，缓解疲劳
E. 增加体循环阻力，减少右向左分流血量

8. 护理青紫型先心病患儿，要注意保证入量防止脱水，其目的是
A. 防止心力衰竭
B. 防止肾衰竭
C. 防止休克
D. 防止血栓栓塞
E. 防止便秘

9. 目前认为先心病的病因环境因素中主要的是
A. 宫内细菌感染
B. 宫内病毒感染
C. 宫内支原体感染
D. 母亲妊娠毒血症
E. 胎盘早剥

10. 法洛四联症患儿突然昏厥抽搐的原因是
A. 长期脑缺氧
B. 合并脑血栓
C. 合并脑脓肿
D. 合并脑膜炎
E. 肺动脉漏斗部肌肉痉挛

11. 病毒性心肌炎常见的病原体是
A. 柯萨奇病毒甲组
B. 柯萨奇病毒乙组
C. 埃可病毒
D. 腺病毒
E. 流感病毒

12. 婴幼儿出现以下症状可考虑患有先心病，但**除外**
A. 发育落后、消瘦
B. 反复肺炎
C. 持续青紫
D. 嗜睡
E. 声音嘶哑

13. 婴儿时期最易出现心力衰竭的是患有
A. 房间隔缺损
B. 室间隔缺损
C. 法洛四联症
D. 急性肾小球肾炎
E. 风湿性心脏病

14. 以下关于胎儿血循环的叙述**错误**的是
A. 从胎盘来的动脉血经脐动脉进入胎儿体内
B. 右心房的血可经卵圆孔进入左房
C. 供应上肢的血液的氧含量较下半身的高
D. 肺处于压缩状态
E. 动脉导管开放

15. 婴儿期患有持续性青紫的心脏病，应考虑是
A. 房间隔缺损
B. 室间隔缺损
C. 动脉导管未闭
D. 肺动脉狭窄
E. 法洛四联症

16. 先天性心脏患儿脉压增宽伴有毛细血管搏动，提示

A. 室间隔缺损
B. 房间隔缺损
C. 动脉导管未闭
D. 法洛四联症
E. 肺动脉狭窄
17. 法洛四联症常见并发症为
A. 心力衰竭
B. 肺炎
C. 肺水肿
D. 脑血栓
E. 脑膜炎
18. 治疗心衰使用扩张血管药硝普钠时护士除观察血压、心率外，还应注意
A. 避免与利尿药同用
B. 避免与强心药同用
C. 静点时点滴瓶和管道应避光
D. 鼓励进食富钾食品，避免低钾
E. 应避免患儿便秘
19. 室间隔缺损有肺动脉高压者，可见
A. 左向右分流增加
B. P_2 减弱
C. 杂音增强
D. X 线检查示心腰部凹陷
E. 心电图示右室肥厚
20. 室间隔缺损的并发症**不包括**
A. 肺炎
B. 缺氧发作
C. 心力衰竭
D. 感染性心内膜炎
E. 肺水肿
21. 法洛四联症的并发症**不包括**
A. 心力衰竭
B. 脑血栓
C. 脑脓肿
D. 感染性心内膜炎
E. 缺氧发作
22. 治疗小儿心力衰竭最常用的药是
A. 多巴胺
B. 西地兰
C. 多巴酚丁胺
D. 地高辛
E. 钙剂
23. 有红细胞代偿性增加的是
A. 室间隔缺损
B. 房间隔缺损
C. 动脉导管未闭
D. 法洛四联症
E. 肺动脉狭窄

【A_2 型题】

1. 1 岁患儿，生后 3 月患肺炎住院，发现心脏杂音，考虑先心病，1 年内共患肺炎 3 次。查体：生长发育差，胸骨左缘 3～4 肋间可闻Ⅲ～Ⅳ级粗躁收缩期杂音，伴有震颤，肺动脉第二音亢进。应考虑为
A. 室间隔缺损
B. 房间隔缺损
C. 动脉导管未闭
D. 肺动脉狭窄
E. 法洛四联症
2. 患儿，女，2 岁，体检发现胸骨左缘 2～3 肋间可闻及Ⅱ～Ⅲ级收缩期喷射性杂音，肺动脉区第二音增强，并有固定分裂。X 线胸片检查心脏饱满呈梨形心，肺动脉段膨出，肺纹理增粗，透视下可见肺门舞蹈征。该患儿最可能是
A. 室间隔缺损
B. 房间隔缺损
C. 动脉导管未闭
D. 肺动脉狭窄
E. 法洛四联症
3. 左向右分流的先心病的症状体征**不包括**
A. 生长发育落后
B. 活动耐力差
C. 出生后持续青紫
D. 反复肺部感染
E. 可有 P_2 亢进

4. 患儿，男，5岁，已确诊室间隔缺损，因龋齿需拔牙，医生在拔牙前给予患儿注射抗生素，其目的是预防
A. 支气管肺炎
B. 感染性心内膜炎
C. 脑脓肿
D. 牙龈炎
E. 牙周炎

5. 患儿，男，1岁半，诊为法洛四联症，今早哭闹后突然昏厥、青紫加重，应考虑为
A. 心律失常
B. 心力衰竭
C. 脑血栓
D. 缺氧发作
E. 脑膜炎

6. 患儿，女，3岁，诊为动脉导管未闭，医生查体有周围血管征，它**不包括**
A. 脉压差增宽
B. 水冲脉
C. 股动脉枪击音
D. 毛细血管搏动
E. 声音嘶哑

7. 3岁女孩，身体瘦弱，多次患肺炎。胸部X线检查：肺血多，左心房、左心室增大。主动脉影增宽，应考虑为
A. 室间隔缺损
B. 房间隔缺损
C. 动脉导管未闭
D. 肺动脉狭窄
E. 法洛四联症

8. 3岁男孩，青紫型先心病。3天来发热伴腹泻、稀水样便，无脓血，尿少。1天来头痛、抽风2次，左侧肢体不能活动，最可能的诊断是
A. 脑血栓
B. 脑出血
C. 脑炎
D. 中毒性脑病
E. 癫痫

9. 男孩4岁，自生后4～5个月开始出现发绀，有杵状指，胸部X线检查示"靴形心"肺血少。最可能的诊断是
A. 室间隔缺损
B. 房间隔缺损
C. 动脉导管未闭
D. 肺动脉狭窄
E. 法洛四联症

【A_3/A_4 型题】

（1～4题共用题干）

患儿，男，1岁，生后3个月起青紫渐加重，活动后气急，查体生长发育落后，口唇、鼻尖、耳垂、指（趾）末端青紫明显，有杵状指（趾），胸骨左缘第2～4肋间可闻及Ⅲ级收缩期喷射性杂音，P2减弱。

1. 该患儿最可能的诊断是
A. 室间隔缺损
B. 房间隔缺损
C. 动脉导管未闭
D. 法洛四联症
E. 肺动脉狭窄

2. 患儿于入院后第二天早晨吃奶时发生呼吸困难、烦躁和青紫加重，出现昏厥，其原因是
A. 脑膜炎
B. 脑栓塞
B. 脑脓肿
D. 心力衰竭
E. 肺动脉漏斗部痉挛

3. 护士对该患儿应置的体位是
A. 俯卧位
B. 膝胸位
C. 平卧位
D. 右侧卧位
E. 左侧卧位

4. 该患儿的治疗最终要采取的治疗
A. 内科保守治疗
B. 发病时内科治疗
C. 中医中药治疗

D. 近期手术治疗
E. 成年后手术治疗

（5～7 题共同题干）

患儿，女，1 岁，生后 2 月患肺炎，以后经常感冒、咳嗽，共患 3 次肺炎。本次因咳喘来院诊治，查体：生长发育差，消瘦，体重 7kg，胸骨左缘 3、4 肋间Ⅲ～Ⅳ级全收缩期吹风样杂音，伴有震颤，P_2 亢进。肺部有痰鸣及喘鸣音。

5. 该患儿的心脏最可能是
A. 室间隔缺损
B. 房间隔缺损
C. 动脉导管未闭
D. 法洛四联症
E. 肺动脉狭窄

6. 此患儿的心电图检查，最可能表现是
A. 正常心电图
B. 右束支阻滞
C. 左束支阻滞
D. 右心室肥大
E. 左、右心室肥大

7. 此患儿 P_2 亢进表示
A. 左向右分流量大
B. 右心室肥厚
C. 肺栓塞
D. 肺动脉高压
E. 心力衰竭

（8～9 题共同题干）

患儿 4 岁，自幼体弱，易患感冒，查体心前区稍隆起，胸骨可闻及Ⅱ级收缩期喷射样杂音，P_2 亢进、固定分裂。

8. 该患儿的心脏最可能是
A. 室间隔缺损
B. 房间隔缺损
C. 动脉导管未闭
D. 法洛四联症
E. 病毒性心肌炎

9. 该患儿的心电图改变最可能是
A. T 波低平、倒置
B. PR 间期延长
C. 不完全右束支传导阻滞
D. 左前分支阻滞
E. 左心室肥大

（10～12 题共用题干）

患儿，女，4 岁，曾多次患肺炎，平时无发绀。查体：心前区稍隆起，心尖搏动弥散，胸骨左缘第 2 肋间可闻及Ⅲ级粗糙的连续性机器样杂音，向颈部传导，有震颤，可及水冲脉。

10. 此患儿特殊的体征是
A. 脉压增宽
B. 脉压缩小
C. 下肢血压低
D. 腹部血管杂音
E. 三凹征

11. 此患儿最可能的临床诊断是
A. 室间隔缺损
B. 房间隔缺损
C. 动脉导管未闭
D. 法洛四联症
E. 肺动脉狭窄

12. 此患儿血液动力学的改变是
A. 体循环的血流增加
B. 肺循环的血流增加
C. 肺循环的血流减少
D. 右向左分流
E. 无分流

13. 如果此患儿合并肺动脉高压，会出现
A. 左半身发绀
B. 右半身发绀
C. 上半身发绀
D. 下半身发绀
E. 面部发绀

【B_1 型题】

（1～4 题共用备选答案）

A. 肺动脉高压时出现下半身青紫

B. 肺动脉第二音固定分裂
C. 易出现心律紊乱
D. 胸片显示肺血少，靴形心
E. 合并肺动脉高压时可发生 Eisenmenger 综合征

1. 房间隔缺损
2. 动脉导管未闭
3. 法洛四联症
4. 室间隔缺损

（5～7 题共用备选答案）
A. 120～140 次/分
B. 110～130 次/分
C. 100～120 次/分
D. 80～ 100 次/分
E. 70～90 次/分

5. 婴儿正常心率范围
6. 幼儿正常心率范围
7. 学龄前儿童正常心率

（8～10 题共用备选答案）
A. 室间隔缺损
B. 房间隔缺损
C. 法洛四联症
D. 卵园孔未闭
E. 动脉导管未闭

8. 胸部 X 线提示肺血少
9. 胸部 X 线示肺血多，主动脉弓增大
10. 胸部 X 线示肺血多，右心房、右心室大

四、问答题

1. 先天性心脏病分哪几类？
2. 洋地黄有疗效的指标是什麽？
3. 护理充血性心力衰竭的患儿时如何观察洋地黄毒性反应？
4. 毒性心肌炎的临床表现是什麽？
5. 充血性心力衰竭的病因是什么？

参考答案

一、名词解释

1. 潜伏发绀型先心病　左右心之间有缺损或通道的先心病，在正常情况下由于体循环压力高于肺循环，所以血液从左向右分流而不出现青紫。当屏气、剧烈哭闹或任何病理情况致肺动脉和右心室压力增高并超过左心压力时，则可使氧含量低的血液自右向左分流而出现紫绀，故此型又称潜伏发绀型。

2. 法洛氏四联症　是最常见的发绀型先天性心脏病，法洛四联症是由以下 4 种畸形组成：①肺动脉狭窄：以漏斗部狭窄多见；②室间隔缺损；③主动脉骑跨：主动脉骑跨于室间隔之上；④右心室肥厚：为肺动脉狭窄后右心室负荷增加的结果。

3. 杵状指（趾）青紫型先心病患儿由于长期缺氧，致使指、趾端毛细血管扩张增生，局部软组织和骨组织也增生肥大，随后指（趾）末端膨大如鼓槌状，称杵状指（趾）。

4. 缺氧发作　少数法洛四联症婴儿有时在吃奶或哭闹后出现阵发性呼吸困难，严重者可引起突然昏厥、抽搐，这是由于在肺动脉漏斗部狭窄的基础上，突然发生该处肌部痉挛，引起一时性肺动脉梗阻，使脑缺氧加重所致，称缺氧发作。

5. 病毒性心肌炎是病毒侵犯心脏所致的炎性过程，除心肌炎外，部分可伴有心包炎和

心内膜炎。轻者预后大多良好，重者可发生心力衰竭、心律紊乱、心源性休克、甚至猝死。

6. 充血性心力衰竭是指心脏在充足的回心血量的前提下，心搏出量不能满足周身循环和组织代谢的需要，而出现的一种病理生理状态。主要表现为心功能减退、肺静脉瘀血和体循环充血。

二、填空题

1. 90 60
2. 20
3. 遗传因素 环境因素
4. 左第 5 肋间锁骨中线内 0.5～1cm
5. 宫内病毒感染
6. 室间隔缺损，房间隔缺损，动脉导管未闭
7. 室间隔缺损，主动脉骑跨 肺动脉狭窄 右心室肥厚
8. 肺动脉狭窄
9. 柯萨奇 B 病毒
10. 20 分钟，6～8 小时，1 小时，12 小时

三、选择题

A_2 型题

1.D	2.A	3.B	4.D	5.B	6.A	7.E	8.D
9.B	10.E	11.B	12.D	13.B	14.A	15.E	16.C
17.D	18.C	19.E	20.B	21.A	22.D	23.D	

A_2 型题

1.A	2.B	3.C	4.B	5.D	6.E	7.C	8.A
9.E							

A_3/A_4 型题

1.D	2.E	3.B	4.D	5.A	6.E	7.D	8.B
9.C	10.A	11.C	12.B	13.D			

B_1 型题

1.B	2.A	3.D	4.E	5.B	6.C	7.D	8.C
9.E	10.B						

四、问答题

1. 先心病分以下三类：

(1) 左向右分流型（潜伏发绀型）常见的有室间隔缺损、房间隔缺损和动脉导管未闭等。

(2) 右向左分流型（发绀型）常见的有法洛四联症和大动脉错位等。

(3) 无分流型（无发绀型）如主动脉缩窄和肺动脉狭窄等

2. 洋地黄制剂的疗效指标是：患者心率减慢、肝缩小、呼吸改善、尿量增加、安静、食欲好转等。

3. 护理充血性心力衰竭的患儿时应密切观察洋地黄的中毒症状：

①每次给洋地黄前应测量脉搏，必要时听心率。婴儿脉率<90 次/分，年长儿<70 次/分，须与医生联系，是否继续用药。心电图 PR 间期较用药前延长 50%或出现异位搏动（ORS 增宽的室性早搏）时须停止用药。②注意按时、按量服药，应单独服用，勿与其他药物混合。如患儿服药后呕吐，要与医生联系，决定是否补服或用其他途径给药。③熟悉洋地黄的毒性反应：心率过慢、心律失常、恶心呕吐、食欲减退、色视、视力模糊、嗜睡、头痛、昏迷等。如出现这些症状应暂停给药，报告医生处理。

4. 病毒性心肌炎轻症患儿症状较少，体检可发现心动过速、期前收缩等。典型病例在起病前常有发热、周身不适、咽痛、肌痛、腹泻和皮疹等前驱症状，患儿常诉疲乏、气促、心悸和心前区不适或腹痛。体检心脏扩大、心搏异常、安静时心动过速，第一心音低钝，出现奔马律或心包摩擦音，严重时血压下降，发展为充血性心力衰竭或心源性休克。

5. 充血性心力衰竭的病因可分为：

（1）心血管因素：包括容量负荷过重，如先天性心脏病左向右分流；心肌收缩力减弱，如心肌炎；梗阻性病变，如心瓣膜狭窄、主动脉缩窄。

（2）非心血管因素：包括呼吸系统疾病、中枢神经系统疾病、严重贫血、脓毒败血症、婴儿期缺氧酸中毒、低血糖等。

（洪黛玲）

第十二章　泌尿系统疾病患儿的护理

强化练习题

一、名词解释

1、镜下血尿　2. 真性菌尿　3. 慢性泌尿道感染　4. 急性肾炎
5. 原发性肾病综合征

二、填空题

1. 急性肾小球肾炎的严重病例可出现________、________和________。
2. 肾病综合征的四大特点是________、________、________和________。
3. 急性肾炎的主要临床症状是________、________、和________。
4. 单纯性肾病与肾炎性肾病的主要区别是前者无________、________、________和________。
5. 原发性肾病综合征可分为________、________。
6. 环磷酰胺治疗肾病综合征时，要观察的副作用主要有________、________、________。

三、选择题

【A_1 型题】

1. 急性肾炎的主要临床表现是
   A. 水肿、蛋白尿、高血压、高脂血症
   B. 高血压、血尿、蛋白尿、低蛋白血症
   C. 水肿、血尿、少尿、高血压
   D. 少尿、水肿、蛋白尿、高脂血症
   E. 少尿、水肿、血尿、低蛋白血症
2. 急性肾炎患儿出现剧烈头痛、呕吐、视物模糊，最可能的原因是合并
   A. 颅内肿瘤
   B. 癫痫
   C. 化脓性脑膜炎
   D. 高血压脑病
   E. 急性胃炎
3. 急性链球菌感染后肾炎的严重病例常发生在
   A. 感染后 1～2 周内
   B. 感染后 2～3 周内
   C. 感染后 3～4 周内
   D. 感染后 4～5 周内
   E. 感染后 5～6 周内
4. 正常儿童新鲜尿沉渣镜检时，每高倍视野下红细胞数应少于
   A. 1 个
   B. 2 个
   C. 3 个
   D. 4 个
   E. 5 个
5. 急性肾炎水肿首先出现的部位是
   A. 下肢
   B. 腹部
   C. 胸部

D. 上肢
E. 眼睑及面部

6. 急性肾炎小儿恢复上学的指标是
A. 尿内红细胞<10 个/HP，尿蛋白消失
B. 尿内红细胞<10 个/HP，血沉正常
C. 镜下血尿消失，血沉正常
D. 尿内红细胞<10 个/HP，ASO 正常
E. 尿内红细胞<10 个/HP，Addis 计数正常

7. 在静脉滴注硝普钠过程中，应随时监测
A. 呼吸
B. 心率
C. 血压
D. 脉搏
E. 体温

8. 原发性肾病综合征的最常见并发症是
A. 心力衰竭
B. 高血压脑病
C. 肾功能不全
D. 高钾血症
E. 感染

9. 肾病综合征患儿大量蛋白尿期间的饮食**错误**的是
A. 高蛋白
B. 高热量
C. 低盐
D. 低动物性脂肪
E. 高可溶性纤维

10. 小儿尿路感染最常见的感染途径是
A. 血行感染
B. 上行感染
C. 淋巴感染
D. 邻近组织蔓延
E. 外伤

11. 下列关于急性尿路感染预防的叙述，**不正确**的是
A. 幼儿不要穿开裆裤
B. 婴儿应勤换尿布，便后洗净臀部
C. 根治蛲虫，去除尿道异物
D. 避免不必要的导尿，留置尿管的时间不可太长
E. 男婴尿道短，更易尿路感染

12. 婴幼儿少尿概念是指一昼夜尿量低于
A. 400ml
B. 300ml
C. 200ml
D. 250ml
E. 50～100ml

13. 治疗肾病综合征的首选药物是
A. 抗生素
B. 利尿剂
C. 冻干人血浆
D. 免疫调节剂
E. 肾上腺糖皮质激素

14. 与急性肾炎发病有关的细菌主要是
A. 链球菌
B. 大肠埃希菌
C. 肺炎双球菌
D. 流感嗜血杆菌
E. 金黄色葡萄球菌

15. 急性肾炎患儿，在疾病早期要求绝对卧床休息，其目的主要是
A. 预防并发症的发生
B. 维持血压正常
C. 减轻血尿
D. 减轻水肿
E. 增加尿量

【A_2 型题】

1. 患儿，男，10 岁，诊断为急性链球菌感染后肾炎。入院第 2 天尿少加剧、心慌气促、频咳、烦躁。查体：双肺可闻湿啰音，心率 130 次/分，肝右肋下 2.5cm。此时，**错误**的治疗是
A. 严格卧床休息
B. 严格控制液体入量

C. 严格限制盐的摄入量
D. 使用呋塞米利尿
E. 使用甘露醇脱水利尿

2. 患儿，女，10 岁。尿少、水肿 3 天。体检：眼睑部水肿，血压 140/100mmHg，尿蛋白（+），尿红细胞25～30/HP。该患儿诊断是
A. 急性肾小球肾炎
B. 泌尿系感染
C. 单纯性肾病
D. 肾炎性肾病
E. 继发性肾病

3. 患儿，男，9 岁。水肿、少尿 3 天，近 1 天来诉头痛、头昏、呕吐并抽搐 1 次，查体，体温 37.3℃，血压 165/115mmHg，血 BUN 7.8mmol/L。尿常规示，蛋白（++），红细胞＞100 个/HP，白细胞 30 个/HP。该患儿可能的诊断为
A. 急性肾炎，高血压脑病
B. 慢性肾炎急性发作
C. 肾炎性肾病，高血压脑病
D. 急进性肾炎
E. 急性肾炎，颅内出血

4. 患儿，女，5 岁。尿少 3 天，晨起眼睑水肿，下肢凹陷性水肿，查尿蛋白（+++），红细胞 0～3 个/HP，BP 95/60mmHg，首先考虑的诊断是
A. 肾炎性肾病
B. 单纯性肾病
C. 急进性肾炎
D. 急性肾炎
E. 慢性肾炎

5. 5 岁患儿，诊断为“肾病综合征”，因水肿、尿少，给予利尿消肿治疗，患儿利尿后发生腹胀，乏力，膝反射减弱，心音低钝，心电图出现 U 波，治疗中需及时适当补充
A. 钠盐
B. 钾盐
C. 钙剂
D. 镁剂
E. 维生素

6. 患儿，男，6 岁。因面部水肿 2 周，拟诊“肾病综合征”收住院，现患儿阴囊皮肤薄而透明，水肿明显。对其处理应是
A. 绝对卧床休息
B. 高蛋白饮食
C. 严格限制水的入量
D. 保持床铺清洁、柔软
E. 用丁字带托起阴囊，并保持干燥

7. 一个肾病综合征患儿，有胸水，全身水肿较重，护理该患儿时**不应采用**的方法是
A. 保持皮肤清洁干燥
B. 避免擦伤及受压
C. 让患儿卧于橡胶单上以利清洗
D. 阴囊部用吊带托起
E. 静脉穿刺时选好血管，争取一次穿刺成功

8. 患儿因急性肾小球肾炎入院，4 天后尿少、水肿加重。两肺有湿性啰音，心律呈奔马律，肝大。可能并发了
A. 支气管肺炎
B. 高血压脑病
C. 电解质紊乱
D. 严重循环充血
E. 急性肾衰竭

9. 患儿，8 岁，因高度水肿，蛋白尿（++++）入院，诊断为肾病综合征，治疗首选
A. 青霉素
B. 肾上腺糖皮质激素
C. 环磷酰胺
D. 白蛋白
E. 利尿剂

10. 患儿，7 岁，发热、咳嗽 2 周，水肿伴少尿 5 天。体检：颜面及全身高度水肿，腹水征（+），阴囊肿大，尿

蛋白（+++），尿红细胞 20～25/HP，血白蛋白降低，胆固醇增高，BUN 正常。最可能的诊断为

A. 单纯性肾病
B. 肾炎性肾病
C. 急性肾小球肾炎
D. 急进性肾炎
E. 慢性肾炎

11. 急性肾小球肾炎患儿，入院时护士对其评估了体重、水肿及排尿情况，还应评估

A. 精神
B. 饮水
C. 睡眠
D. 呼吸
E. 血压

12. 8 岁患儿，因水肿入院，尿蛋白（++），血压 150/ 110mmHg，头痛，头晕，初诊为急性肾小球肾炎，下述哪项处理最重要

A. 无盐饮食
B. 低蛋白饮食
C. 利尿、消肿、降压
D. 记出入液量
E. 肌注青霉素

13. 患儿，6 岁，晨起眼睑水肿 2 天，同时伴尿少，尿色呈洗肉水样，血压 120/90mmHg，咽部充血，扁桃体Ⅱ度肿大，无脓性分泌物，心肺检查无异常发现。发病前 1 周患上呼吸道感染。最可能的诊断是

A. 单纯性肾病
B. 急性肾炎
C. 肾结石
D. 泌尿系感染
E. 肾炎性肾病

【A_3/A_4 型题】

（1～3 题共用题干）

患儿，男，7 岁。以水肿，尿色红 3 天为主诉入院，查体：颜面眼睑水肿，心肺听诊无异常，尿常规有红细胞 30～40/HP，蛋白（+），患儿半月前患过扁桃体炎。

1. 为明确诊断，最有意义的检查是

A. ASO 与 ESR
B. ASO 与血浆蛋白电泳
C. ASO 与补体 C3
D. ESR 与血 BUN
E. 血 BUN 与 Cr

2. 若患儿在治疗过程中出现呼吸 40 次/分，心率 116 次/分，奔马律，双肺布满中、小水泡音，肝肋下 2cm，BP 120/80mmHg，应首先考虑发生

A. 急性肺炎
B. 严重循环充血
C. 急性肾功能不全
D. 高血压脑病
E. 低钠血症

3. 发生上述情况，首先应采取的措施是

A. 使用降压药物
B. 加强抗生素的运用
C. 使用呋塞米（速尿）
D. 补充氯化钠
E. 血液透析

（4～6 题共用题干）

患儿，女，4 岁。因全身浮肿，以肾病综合征收入院。体检：面部、腹壁及双下肢浮肿明显。化验检查：尿蛋白（++++），胆固醇升高，血浆白蛋白降低。

4. 该患儿目前最主要的护理诊断是

A. 焦虑
B. 排尿异常
C. 体液过多
D. 有继发感染的可能
E. 有皮肤完整性受损的可能

5. 目前给予最主要的护理措施是

A. 卧床休息
B. 无盐饮食
C. 高蛋白饮食

D. 高脂肪饮食
E. 肌内注射给药

6. 若病情好转，出院时健康指导应强调
A. 介绍本病病因
B. 说明本病的治疗反应
C. 遵医嘱服药，不能随便停药
D. 说明不能剧烈活动的重要性
E. 讲解预防复发的注意事项

（7～9 题共用题干）

患儿，女，3 岁。近 3 天发热、尿频、尿急、尿痛。尿常规：白细胞 20～30/HP。

7. 考虑该患儿所患疾病为
A. 急性肾炎
B. 慢性肾炎
C. 急进型肾炎
D. 尿路感染
E. 肾病综合征

8. 该患儿多饮水的目的是
A. 降低体温
B. 缓解尿频
C. 营养需要
D. 冲洗尿路
E. 治疗尿痛

9. 本病主要预防措施是
A. 做好会阴护理
B. 长期锻炼
C. 加强营养
D. 常服抗生素
E. 限制钠盐摄入

（10～11 题共用题干）

患儿，8 岁，上呼吸道感染 2 周后，出现食欲减退、乏力、尿少、水肿。体温 37.5℃、血压增高。尿蛋白（+）、红细胞 15～20 个/HP、补体 C_3 降低。诊断为急性肾小球肾炎。

10. 其首选的护理诊断/问题是
A. 体温升高
B. 体液过多
C. 营养不足
D. 排尿异常
E. 活动无耐力

11. 该患儿的护理措施哪项正确
A. 严格卧床休息 1～2 周
B. 给予易消化的普食
C. 血尿消失后可加强锻炼
D. 每日留取晨尿送培养
E. 严格控制蛋白质摄入量

（12～15 题共用题干）

患儿，男，7 岁。眼睑水肿 4 天，伴头痛、眼花，尿呈深茶色 2 天就诊。2 周前曾患扁桃体炎，经青霉素治疗好转。

12. 体检重点应是
A. 血压
B. 腹部血管杂音
C. 肾区叩击痛
D. 尿道口有无红肿
E. 扁桃体

13. 首选的辅助检查是
A. B 型超声检查
B. 心电图
C. 乙肝两对半测定
D. 胸部 X 线
E. 尿常规

14. 如果此患儿出现呼吸困难，颈静脉怒张，吐粉红色泡沫痰，两肺满布湿啰音，**错误**的治疗是
A. 严格限制水钠入量
B. 强效利尿剂
C. 静滴硝普钠
D. 快速洋地黄制剂
E. 腹膜透析

15. 如果此患儿血压急剧升高，出现惊厥，首选的处理是
A. 强效利尿剂
B. 硝苯地平口服
C. 硝普钠静滴
D. 快速洋地黄化

E. 口服复方降压片

【B_1 型题】

（1～3 题共用题干）

A. ＜400ml

B. ＜300ml

C. ＜200ml

D. ＜100ml

E. ＜50ml

1. 婴幼儿少尿指每日尿量为

2. 学龄儿童少尿指每日尿量为

3. 小儿无尿指每日为

（4～6 题共用题干）

A. 呋塞米

B. 硝苯地平

C. 卡托普利

D. 硝普钠

E. 洋地黄

4. 急性肾小球高血压脑病治疗首选

5. 急性肾炎少尿首选

6. 使用时需避光的是

四、问答题

1. 试述肾病综合征的主要临床特点。

2. 肾病综合征时为防止皮肤感染和损伤的护理措施有哪些？

3. 说出泌尿道感染的病原体。

4. 叙述泌尿道感染的预防保健措施。

5. 男孩，6 岁，1 周来颜面及全身浮肿，无肉眼血尿，BP 13.3/9.33kPa（100/70mmHg），尿蛋白 2.5g/24h，红细胞 1～2/HP，血浆白蛋白 20g/L，胆固醇 10.72mmol/L，请做出医疗诊断，并列出诊断依据。

6. 8 岁女孩，浮肿 4 天，尿色如浓茶，伴头昏眼花，一过性失明，血压 22.7/16.0kPa（170/120mmHg），尿常规：蛋白（＋），RBC 20～30/HP，颗粒管型 0～1/HP，请（1）做出医疗诊断；（2）给出患儿的护理诊断；（3）列出护理措施。

参考答案

一、名词解释

1. 镜下血尿是指小儿新鲜尿离心沉渣镜检每高倍视野红细胞＞3 个，而肉眼不能发现为镜下血尿。

2. 无菌术下采集中段尿标本培养菌落计数≥10^5/ml 或球菌≥10^3/ml 为真性菌尿。

3. 尿道感染病情迁延或反复急性发作达 6 个月以上。

4. 急性肾炎是指一组不同病因所致的感染后免疫反应引起的急性弥漫性肾小球病变。临床以血尿（常伴蛋白尿）、水肿、高血压、尿少为主要表现。

5. 原发性肾病综合征是由多种病因引起的肾小球基膜通透性增高，导致大量蛋白自尿中丢失的一种临床综合征。四大特点：大量蛋白尿、低蛋白血症、全身性水肿和高脂血症。

二、填空题

1. 严重循环充血及心力衰竭　高血压脑病　急性肾衰竭

2. 全身高度水肿　大量蛋白尿　低蛋白血症　高脂血症

3. 水肿少尿、血尿不同程度的蛋白尿 高血压
4. 血尿 高血压 氮质血症补体低下
5. 单纯性肾病 肾炎性肾病
6. 脱发 出血性膀胱炎 胃肠反应等

三、选择题

A_1 型题

1. C	2. D	3. A	4. C	5. E	6. B	7. C	8. E
9. A	10. B	11. E	12. C	13. E	14. A	15. A	

A_2 型题

1. E	2. A	3. A	4. B	5. B	6. E	7. C	8. D
9. B	10. B	11. E	12. C	13. B			

A_3/A_4 型题

1. C	2. B	3. C	4. C	5. A	6. C	7. D	8. D
9. A	10. B	11. A	12. A	13. E	14. E	15. C	

B_1 型题

1. C	2. A	3. E	4. D	5. A	6. D

四、问答题

1. 肾病综合征的主要临床特点

(1) 高度浮肿：水肿呈凹陷性，浮肿最明显部位为颜面、下肢及阴囊，有时并有胸腔积液、腹水。

(2) 大量蛋白尿：蛋白定性+++ ~++++，定量>0.1g/(kg·d)。

(3) 低蛋白血症：血浆总蛋白明显降低，白蛋白低于30/L，白、球比例倒置。

(4) 高脂血症：血胆固醇升高，超过5.72mmol/L。甘油三酯及低密度脂蛋白亦升高。

2. 肾病综合征时为防止皮肤感染和损伤的护理措施

加强皮肤护理，保持床铺清洁、干燥、平整无渣屑，衣服应宽松以免损伤皮肤；卧床患儿每2小时翻身1次，局部按摩，温水擦浴促进血液循环，防止受压过久，臀部和四肢水肿严重时，受压处可垫棉圈或气垫；阴囊水肿者，为防止损伤阴囊皮肤，可用丁字带将阴囊托起，局部保持干燥，有渗出者应垫上消毒敷料以防感染；夏季应避免蚊虫叮咬引起皮肤感染，同时剪短指甲避免抓破皮肤；护理操作时应注意无菌操作，水肿严重者尽量避免肌肉注射，以免引起注射处感染及深部脓肿。静脉注射时要选好血管，争取一次成功。

3. 泌尿道感染的病原体

多种细菌可引起UTI，最常见的致病菌为大肠埃希菌，其次为变形杆菌、克雷白杆菌及副大肠杆菌等，少数为粪链球菌和金黄色葡萄球菌，偶见病毒、支原体、真菌。

4. 沁尿道感染的预防保健措施

(1) 向患儿和家长解释本病的护理要点和预防知识，幼儿不穿开裆裤，勤换尿布，便后清洗臀部，保持清洁。女婴清洗外阴时从前向后擦洗，以避免污染机会。

(2) 防止肠道细菌污染尿道，引起的上行性感染；及时发现和处理男孩包茎、女孩处女膜伞；根治蛲虫，去除尿道异物，减少局部刺激。

(3) 指导按时服药，定期复查，防止复发与再感染后每月随访 1 次，连续 3 个月，如无复发可以视为治愈，反复发作者每 3～6 个月随访 1 次，共 2 年或更长时间。

5. 该患儿

(1) 诊断：单纯性肾病。

(2) 诊断依据：A. 年龄 2～7 岁；B. 高度浮肿；C. 无血尿；D. 无血压高；E. 大量蛋白尿，低蛋白血症，高胆固醇血症。

6. 该患儿

(1) 医疗诊断：急性肾小球肾炎，合并高血压脑病。

(2) 护理诊断：

1) 体液过多：与肾小球病变，导致体内水钠潴留有关。诊断依据：浮肿。

2) 潜在的并发症：高血压脑病：与肾炎时高血压引起脑血管痉挛、脑缺血缺氧、脑水肿致颅内压升高有关。

3) 有受伤的危险：与血压高出现头晕、眼花引起摔伤有关。

4) 皮肤完整性受损的危险：与水肿有关。

(3) 护理措施：

1) 休息：绝对卧床休息，护理人员应完成一切生活护理，以免引起摔伤。

2) 饮食：低盐饮食。

3) 密切观察病情变化：①观察患儿尿量、尿色和水肿的情况，详细记录 24 小时的出入水量，应用利尿剂时每日或隔日测体重一次，及时准确留取尿标本每周送检 2 次。患儿尿量增加，肉眼血尿消失，提示病情好转；若持续少尿、头痛、呕吐等，要警惕急性肾衰竭的发生，除限制水、钠盐的摄人外，还应绝对卧床休息，并做好透析前的准备和心理护理；②监测血压变化，如血压突然升高、剧烈头痛、呕吐、眼花或一过性失明、惊厥等，提示高血压脑病，应立即报告医生并配合抢救，按医嘱给予降血压、镇静、降颅压药物；③观察患儿呼吸、心率、心律、肝大小和精神状态，警惕严重循环充血的发生。若发生严重循环充血应将患儿置于半坐卧位、吸氧并按医嘱给予强心药物。

（黄小凤）

第十三章　造血系统疾病患儿的护理

强化练习题

一、名词解释

1. 生理性贫血　2. 骨髓外造血　3. 营养性缺铁性贫血

二、填空题

1. 小儿造血分为＿＿＿＿＿和＿＿＿＿＿。

2. 小儿出生后的造血在正常情况下主要是＿＿＿＿＿。

3. 小儿白细胞数在＿＿＿＿＿以后接近成人；中性粒细胞和淋巴细胞两者比例约在＿＿＿＿＿时第一次相等，在＿＿＿＿＿以后与成人相似。

4. 小儿血容量相对较成人＿＿＿＿＿，新生儿血容量约占体重的＿＿＿＿＿。

5. 根据导致贫血的病因不同将其分成三类＿＿＿＿＿＿、＿＿＿＿＿＿、＿＿＿＿＿＿，营养性缺铁性贫血属于＿＿＿＿＿＿，其形态分类属于＿＿＿＿＿＿贫血。

三、选择题

【A_1 型题】

1. 小儿生理性贫血发生于生后
   A. 1～2 周
   B. 2～3 周
   C. 1～2 个月
   D. 2～3 个月
   E. 6 个月

2. 小儿中性粒细胞与淋巴细胞的比例第一次相等（第一次交叉）发生在
   A. 4～6 日
   B. 4～6 周
   C. 4～6 个月
   D. 4～6 岁
   E. 6 岁以后

3. 婴幼儿最常见的贫血类型是
   A. 生理性贫血
   B. 失血性贫血
   C. 溶血性贫血
   D. 营养性缺铁性贫血
   E. 营养性巨幼红细胞性贫血

4. 营养性缺铁性贫血的好发年龄是
   A. 2～3 个月
   B. <6 个月
   C. 6 个月～2 岁
   D. 2～3 岁
   E. 3～4 岁

5. 小儿缺铁性贫血最常见的病因是
   A. 体内贮铁不足
   B. 生长发育快
   C. 铁摄入量不足
   D. 铁丢失过多
   E. 铁吸收障碍

6. 缺铁性贫血早期诊断最可靠的依据是
   A. 血清铁减少
   B. 血清铁蛋白降低
   C. 血清总铁结合力增高

D. 转铁蛋白饱和度降低
E. 红细胞内原卟啉增高

7. 口服铁剂治疗缺铁性贫血应持续用药至
A. 血红蛋白正常后停药
B. 临床症状消失后停药
C. 骨髓象正常后停药
D. 血红蛋白正常后 2 个月停药
E. 血清铁蛋白正常后 2 个月停药

8. 预防早产儿缺铁性贫血给予铁剂的时间是
A. 生后 2 周起
B. 生后 1 个月起
C. 生后 2 个月起
D. 生后 3 个月起
E. 生后 4 个月起

9. 营养性巨幼红细胞性贫血的特征性临床表现是
A. 面色苍黄、颜面浮肿，虚胖
B. 肝脾轻度肿大
C. 毛发稀疏发黄
D. 舌炎、舌面光滑
E. 神经、精神症状

10. 缺乏维生素 B_{12} 与缺乏叶酸所致贫血的区别点是
A. 贫血症状
B. 血象改变
C. 骨髓象改变
D. 有无肝脾大
E. 有无神经、精神症状

11. 新生儿血容量约占体重的
A. 12%
B. 10%
C. 8%
D. 6%
E. 4%

12. 预防小儿营养性缺铁性贫血的措施，**不正确**的是
A. 提倡母乳喂养
B. 牛乳喂养应加热
C. 铁强化婴幼儿食品
D. 早产儿早期补铁
E. 早产儿补足维生素 D

13. 营养性缺铁性贫血的临床表现，**错误**的是
A. 年长儿可有头晕、眼前发黑、耳鸣等
B. 注意力不集中，记忆力减退
C. 食欲减退，可出现异食癖
D. 免疫功能低下，易合并感染
E. 年龄越大，肝脾大越明显

14. 营养性缺铁性贫血患儿治疗的关键是
A. 去除病因与补充铁剂
B. 输血与添加辅食
C. 去除病因与输血
D. 添加辅食
E. 输血与补充铁剂

15. 小儿中性粒细胞与淋巴细胞的比例第二次相等（第二次交叉）发生在
A. 4～6 天
B. 4～6 周
C. 4～6 个月
D. 4～6 岁
E. 6 岁以后

【A_2 型题】

1. 患儿，男，7 个月。因 2 个月来肤色苍白，食欲减退入院。生后一直人工喂养，未加辅食。体检：营养差，皮肤、黏膜苍白。化验：血红蛋白 60g/L，红细胞 3.0×10^{12}/L。护士考虑该患儿可能是
A. 感染性贫血
B. 生理性贫血
C. 营养性缺铁性贫血
D. 营养性巨幼细胞性贫血
E. 再生障碍性贫血

2. 患儿，男，8 岁。血常规检查示血红蛋白为 85g/L，护士告诉家长该患儿

贫血程度是
A. 无贫血
B. 轻度贫血
C. 中度贫血
D. 重度贫血
E. 极重度贫血

3. 患儿，男，10 个月。采用牛乳喂养，未加辅食，因皮肤、黏膜苍白就诊。诊断为轻度缺铁性贫血，护士对家长健康指导最重要的是
A. 防止外伤
B. 预防患儿感染
C. 预防心力衰竭
D. 限制患儿活动
E. 为患儿补充含铁辅食

4. 患儿，男，10 个月。生后一直奶粉喂养，未加辅食，体检：营养差，皮肤、黏膜苍白，化验：血红蛋白 60g/L，红细胞 2.0×10^{12}/L，此患儿确诊为营养性缺铁性贫血，导致该患儿缺铁的主要原因是
A. 铁的丢失过多
B. 铁的吸收、利用障碍
C. 铁的摄入不足
D. 生长发育快
E. 铁的储存不足

5. 患儿，女，1 岁半。平日偏食，常有腹泻、咳嗽，已会独立行走，玩耍正常。近 1 个月来面色苍黄，逗之不笑，时有头部、肢体颤抖，不能独站。外周血象：血红蛋白 100g/L，红细胞 2.5×10^{12}/L，白细胞数 4×10^{9}/L，中性粒细胞分叶过多。本例可诊断为
A. 营养不良伴低钙血症
B. 慢性腹泻伴低钙血症
C. 缺铁性贫血伴低钙血症
D. 营养性巨幼红细胞性贫血
E. 营养性缺铁性贫血

6. 患儿，女，9 个月，因面色不好就医，查 Hb 90g/L，为了明确该患儿是否有体内贮存铁减少，最重要的实验检查是
A. 血清叶酸量测定
B. 血清铁测定
C. 总铁结合力测定
D. 铁蛋白测定
E. 铁饱和度测定

7. 患儿，女，1 岁。牛奶喂养，面色苍白 2 个月，烦躁，肝肋下 2cm，脾肋下刚触及。血象：血红蛋白 70g/L，红细胞 2.5×10^{12}/L，网织红细胞 0.01，外周血涂片红细胞大小不等，中心淡染，初步诊断是
A. 营养性巨幼红细胞性贫血
B. 地中海贫血
C. 维生素 B_{12} 缺乏性贫血
D. 再生障碍性贫血
E. 营养性缺铁性贫血

8. 患儿，面色蜡黄，手有震颤，血红细胞 2.2×10^{12}/L，血红蛋白 80g/L，血片中红细胞形态大小不等，以大细胞为多，首先考虑
A. 营养性缺铁性贫血
B. 营养性巨幼红细胞性贫血
C. 营养性混合性贫血
D. 生理性贫血
E. 溶血性贫血

9. 患儿，女，7 天，胎龄 34 周早产，家长来儿保门诊咨询应于何时开始给予铁剂以预防缺铁性贫血，护士回答正确的是
A. 生后 2 周
B. 生后 1 个月
C. 生后 2 个月
D. 生后 3 个月
E. 生后 4 个月

10. 患儿，2 个多月，面色稍黄，红细胞为 3×10^{12}/L，血红蛋白为 100g/L，应考虑下列哪种情况
A. 生理性贫血

B. 营养性巨幼红细胞性贫血
C. 营养性缺铁性贫血
D. 再生障碍性贫血
E. 骨髓造血功能低下性贫血

【A_3/A_4 型题】

（1～3 题共用题干）

10 个月小儿，母乳喂养，未添加辅食，4～5 个月时会笑，能认识人，近 1 个月面色蜡黄，表情呆滞，嗜睡，全身可见不自主颤动。

1. 应考虑下列哪种疾病
A. 生理性贫血
B. 营养性巨幼红细胞性贫血
C. 营养性缺铁性贫血
D. 营养性混合性贫血
E. 再生障碍性贫血

2. 最先考虑的护理诊断是
A. 活动无耐力
B. 有受伤的危险
C. 有感染的危险
D. 营养失调（维生素 B_{12}、叶酸缺乏）
E. 慢性意识障碍

3. 下列几种食物目前**无助于**患儿康复的是
A. 瘦肉、蛋类
B. 海产品
C. 新鲜绿叶蔬菜
D. 钙剂
E. 动物内脏

（4～5 题共用题干）

患儿，男，58 天。34 周早产，出生体重 2100g，生后用婴儿奶粉喂养，食欲佳，目前检查血红蛋白 100g/L，红细胞数 2.8×10^{12}/L。

4. 护士考虑该患儿是
A. 生理性贫血
B. 营养性巨幼红细胞性贫血
C. 营养性缺铁性贫血
D. 再生障碍性贫血
E. 珠蛋白生成障碍性贫血

5. 护士指导家长对该婴儿补充铁剂的时间是
A. 出生时
B. 出生后 2 周
C. 出生后 1 个月
D. 出生后 2 个月
E. 出生后 6 个月

（6～8 题共用题干）

患儿，女，1 岁。因面色渐苍白半年入院，平素食欲差。体检：神志清，反应差，皮肤粘膜苍白，肝肋下 2cm，脾肋下 0.5cm。血常规：Hb78g/L，RBC3.0×10^{12}/L，血涂片：红细胞大小不等，以小者为多。

6. 患儿贫血程度为
A. 无贫血
B. 轻度贫血
C. 中度贫血
D. 重度贫血
E. 极重度贫血

7. 贫血最可能的原因是
A. 铁缺乏
B. 碘缺乏
C. 叶酸缺乏
D. 维生素 C 缺乏
E. 维生素 B_{12} 缺乏

8. 目前首要的护理措施为
A. 注意休息
B. 补充铁剂
C. 加强教育与训练
D. 纠正不良饮食习惯
E. 注意饮食搭配合理

（9～12 题共用题干）

患儿，女，8 个月，一直母乳喂养，从未添加辅食，现面色苍白，精神差，心前区可闻及Ⅱ级吹风样杂音，肝肋下 3.0cm，脾肋下

1.0 cm，血常规检查：血红蛋白 60g/L，红细胞 2.5×10^{12}/L。

9. 护士考虑该患儿可能发生的疾病是
A. 营养性巨幼红细胞性贫血
B. 营养性缺铁性贫血
C. 营养性混合性贫血
D. 溶血性贫血
E. 感染性贫血

10. 最主要的护理诊断是
A. 活动无耐力与贫血致组织缺氧有关
B. 营养失调：低于机体需要量
C. 有感染的危险与机体免疫功能下降有关
D. 潜在并发症
E. 知识缺乏

11. 遵医嘱口服铁剂时，以下几项中**不正确**的是
A. 最好在两餐之间服用
B. 与维生素 C 同服
C. 加服钙剂以利吸收
D. 不宜与牛乳、茶水同服
E. 注意观察服药后的副作用

12. 口服铁剂治疗贫血时，大便颜色可呈
A. 白色
B. 黄色
C. 绿色
D. 黑色
E. 红色

（5～9 题共用题干）

10 个月患儿，早产，出生体重 2kg，牛奶喂养，未添加辅食，发现面色苍白 5 个月。查体：体重 7kg，苍白，肝肋下 3cm，脾肋下 1.5cm。血象：红细胞 3.0×10^{12}/L，血红蛋白 75g/L，白细胞 9.0×10^{9}/L，中性粒细胞 30%，淋巴细胞 68%，单核细胞 2%，网织红细胞 0.4%。

13. 考虑可能的诊断为
A. 地中海贫血
B. 营养性缺铁性贫血
C. 营养性巨幼红细胞性贫血
D. 营养性混合性贫血
E. 溶血性贫血

14. 贫血的程度为
A. 轻度贫血
B. 中度贫血
C. 重度贫血
D. 极重度贫血
E. 无贫血

15. 下列及项治疗方法**欠妥**的是
A. 添加含铁辅食
B. 两餐之间服用铁剂
C. 加服维生素 C
D. 口服硫酸亚铁 1～2mg/kg
E. 反复输血，以刺激骨髓造血

16. 若治疗有效，正确的是
A. 网织红细胞于服药 3～4 天后升高
B. 网织红细胞于服药后 1 周下降至正常
C. 血红蛋白最先升高
D. 网织红细胞于服药后下降
E. 血红蛋白先降后升

17. 家长要求医护人员给予健康指导，下列防治措施**不正确**的是
A. 加强哺乳期母亲的营养
B. 注意喂养方式，防治腹泻
C. 加用铁剂
D. 优先选用蛋黄、豆类、肉类等辅食
E. 及时补充维生素 B_{12}

【B_1 型题】

（1～3 题共用选项）
A. Hb＜90g/L
B. Hb＜100g/L
C. Hb＜110g/L
D. Hb＜120g/L

E. Hb＜145g/L

1. 新生儿贫血的诊断标准是

2. 6 个月～6 岁贫血的诊断标准是

3. 6～14 岁贫血的诊断标准是

四、问答题

1. 营养性缺铁性贫血的患儿在口服铁剂时应注意哪些事项？

2. 简述预防营养性缺铁性贫血的措施有哪些？

3. 病例分析题

患儿 9 岁，半年前确诊为急性粒细胞性白血病，此次住院为巩固化疗。今日为停用化疗药第四天，体温 36.8℃，脉搏 82 次/分，查体时发现全身皮肤有散在出血点。化验室检查：白细胞 3×10^9/L，红细胞 3.0×10^{12}/L，血红蛋白量 110g/L，血小板 50×10^9/L。试分析该患儿目前有哪些护理诊断并写出相应的护理措施。

参考答案

一、名词解释

1. 生理性贫血：出生后由于红细胞生成素减少、胎儿红细胞寿限较短破坏较多、婴儿生长发育迅速，循环血量迅速增加等因素，红细胞数和血红蛋白量逐渐降低，至生后 2～3 个月时（早产儿较早）红细胞数降至 3.0×10^{12}/L、血红蛋白量降至 100g/L 左右，出现轻度贫血，称为“生理性贫血”。3 个月以后，红细胞数和血红蛋白量又缓慢增加。

2. 骨髓外造血：在婴幼儿期，当发生感染性贫血或溶血性贫血时，肝、脾和淋巴结可适应需要恢复到胎儿时的造血状态，出现肝、脾、淋巴结肿大，同时外周血中可出现有核红细胞或（和）幼稚中性粒细胞。这是小儿造血器官的一种特殊反应，称为“骨髓外造血”。

3. 营养性缺铁性贫血：是由于体内铁缺乏导致血红蛋白合成减少而引起的一种小细胞低色素性贫血，又称营养性小细胞性贫血。

二、填空题

1. 胚胎期造血　生后造血

2. 骨髓造血

3. 8 岁　4～6 天　6 岁

4. 多　10%

5. 红细胞和（或）血红蛋白生成不足　溶血性贫血　失血性贫血　红细胞和（或）血红蛋白生成不足　小细胞低色素性

三、选择题

A_1 型题

1. D	2. A	3. D	4. C	5. C	6. B	7. D	8. C
9. E	10. E	11. B	12. E	13. E	14. A	15. D	

A_2 型题

1. C	2. C	3. E	4. C	5. D	6. D	7. E	8. B

9. C　　10. A

A_3/A_4 型题

1. B　　2. D　　3. D　　4. A　　5. D　　6. C　　7. A　　8. B
9. B　　10. A　　11. C　　12. D　　13. B　　14. B　　15. E　　16. A
17. E

B_1 型题

1. E　　2. C　　3. D

四、问答题

1. 选用二价铁剂口服；从小剂量开始，两餐之间服用，可减少对胃肠道的刺激；与维生素 C、果汁等同服，促进铁的吸收，避免与抑制铁吸收的牛乳、钙剂、茶、咖啡等同服；服用铁剂时，牙齿可被染黑，可用吸管服药或服药后漱口加以预防，同时大便可呈黑色，停药后即可恢复正常；血红蛋白恢复正常后再继续服用铁剂 6～8 周，以增加铁储存。

2. 提倡母乳喂养；做好喂养指导，及时添加含铁丰富且铁吸收率高的辅助食品，如瘦肉、动物血、内脏、鱼等，并注意膳食合理搭配；婴儿如以鲜牛乳喂养，必须先加热处理；婴幼儿食品（谷类制品、牛奶制品等）应加入适量铁剂加以强化；早产儿宜自 2 个月左右给予铁剂预防缺铁性贫血。

3. 病例分析

（一）护理诊断

1. 有感染的危险：与机体抵抗力下降有关。

2. 有出血的危险：与血小板减少有关。

（二）护理措施

1. 预防感染

（1）注意保护性隔离：①与其他病种患儿分室居住，尽量减少探视，避免交叉感染；②每日病室内消毒，定时开窗通风，保持室内空气新鲜；③粒细胞数低和免疫功能明显低下，应住单间，有条件可住空气层流室或无菌层流床；④接触患儿前以消毒液洗手。

（2）皮肤黏膜的护理：①每日饭后、睡前用漱口水漱口；②保持肛周、会阴皮肤的清洁，每日坐浴，避免发生肛周感染；③每日沐浴，勤换内衣、内裤，养成良好的卫生习惯。

（3）饮食：①保证各种营养素的摄入，提高机体抵抗力；②食物应有营养、新鲜、易消化，不吃生、冷、剩及不洁的食品；③养成良好的饮食卫生习惯，防止病从口入。

2. 预防出血

（1）观察患儿有无出血倾向及精神状况，注意监测呼吸、脉搏及血压等状况有无改变。

（2）当血小板低于 $20\times10^9/L$ 时绝对卧床休息，避免剧烈活动。

（3）天气干燥时每日用薄荷油滴鼻，预防鼻出血。

（4）不要吃过硬、油炸、刺激性强的食品，避免消化道黏膜损伤、出血。

（5）预防大便干燥，不要突然用力排便，以免引起消化道甚至脑出血。

（黄小凤）

第十四章　小儿神经系统疾病的护理

强化练习题

一、名词解释

1. 化脓性脑膜炎　2. 癫痫　3. Todd 麻痹　4. 癫痫持续状态
5. 吉兰-巴雷综合征　6. 注意力缺陷多动障碍

二、填空题

1. 小儿出生时大脑重量约为__________，占体重的__________，脑耗氧量在基础状态下占全身耗氧量的__________，因此缺氧对小儿的影响较成人更明显。

2. 胎儿时，脊髓的末端在第__________腰椎下缘，新生儿时达第__________腰椎水平，随年龄增长，4 岁时上移达第__________腰椎上缘，所以婴幼儿腰椎穿刺时应选择__________。

3. 脑脊液压力的正常值，新生儿为__________，儿童为__________。

4. 90%的化脓性脑膜炎病例在__________至__________岁之间发生。

5. 多数化脓性脑膜炎是由体内感染灶的致病菌通过__________播散而来的。

6. 爆发性流行性脑脊髓膜炎多是由于__________感染引起的。

7. 脑性低钠血症是由于炎症累及下丘脑和垂体，导致__________异常分泌，引起水的潴留，产生稀释性低钠。

8. 癫痫的病因及分类为__________、__________、__________。

9. 控制癫痫持续状态的首选药物为__________。

10. 急性感染性多发性神经根炎全年均可发病，以__________为高发季节，常见于__________年龄阶段的儿童。

11. 急性感染性多发性神经根炎患儿脑脊液检查最明显的表现为出现__________现象。

12. 注意力缺陷多动症儿童最主要的两个临床表现为__________和__________。

三、选择题

【A_1 型题】

1. 小儿的脑耗氧量，在基础代谢状态下占总耗氧量的
   A. 20%
   B. 30%
   C. 40%
   D. 50%
   E. 60%

2. 儿童脑积液检查压力正常值为
   A. 30～60mmH_2O
   B. 30～80mmH_2O
   C. 40～90mmH_2O
   D. 60～120mmH_2O
   E. 70～200mmH_2O

3. 12 岁以上的年长儿化脓性脑膜炎最常见的病原菌是

A. 脑膜炎双球菌和大肠埃希菌
B. 肺炎链球菌和脑膜炎双球菌
C. 流感杆菌和脑膜炎双球菌
D. 大肠埃希菌和肺炎链球菌
E. 乙型溶血性链球菌和金黄色葡萄球菌

4. 新生儿化脓性脑膜炎最常见的病原菌是
A. 脑膜炎双球菌
B. 肺炎双球菌
C. 流感埃希菌
D. 大肠埃希菌
E. 乙型溶血性链球菌

5. 新生儿患化脓性脑膜炎时，颅内压增高的表现为
A. 剧烈头痛
B. 喷射性呕吐
C. 前囟饱满，颅缝增宽
D. 颈抵抗
E. 布氏症和克氏症阳性

6. 除心理治疗和教育外对注意力缺陷多动症唯一有效的药物为
A. 镇静药
B. 抗抑郁药
C. 糖皮质激素
D. 精神兴奋剂
E. 免疫抑制剂

7. 注意力缺陷多动症最主要的病因为
A. 感染
B. 遗传因素
C. 氨基酸代谢障碍
D. 染色体畸变
E. 甲状腺的功能不足

8. 下列关于急性感染性多发性神经根炎的描述**不正确**的是
A. 部分患儿发病前 1～6 周有病毒引起的上呼吸道或肠道感染史
B. 起病后出现急性对称性弛缓性的肢体瘫痪
C. 肢体瘫痪从肢体近段开始发展到全身
D. 伴有周围性感觉障碍，手套袜套状感觉异常
E. 严重者可由于呼吸肌麻痹危及生命

9. 抗癫痫药的服用应至癫痫末次发作后的
A. 半年
B. 1 年
C. 1～2 年
D. 2～4 年
E. 4～6 年

10. 2 岁以内可视为生理现象的病理反射是
A. 戈登征
B. 克匿格征
C. 霍夫曼征
D. 巴彬斯基征
E. 布鲁辛斯基征

【A_2 型题】

1. 患儿，男，11 个月，出现喷射性呕吐，前囟饱满，诊为化脓性脑膜炎，以下护理措施**不正确**的是
A. 严密观察患儿生命体征及瞳孔的变化
B. 保持室内安静，避免一切刺激
C. 将患儿头肩抬高 15°～30°侧卧位
D. 给予甘露醇
E. 增加补液量

2. 能缩短吉兰-巴雷综合征患儿病程，改善预后的治疗方法是
A. 静脉注射大剂量抗生素
B. 静脉注射大剂量抗病毒药物
C. 高流量吸氧
D. 静脉营养支持
E. 静脉注射大剂量免疫球蛋白

3. 男性患儿，4 岁。以化脓性脑膜炎亚急型收入院。经脑脊液涂片革兰染色找菌明确为流感嗜血杆菌感染，使用

氨苄青霉素治疗。目前已经治疗 1 周，患儿病情稳定。患儿家长询问何时可以停止用药，护士正确的回答是
A. 化脑用药疗程为 1～2 周
B. 化脑用药疗程为 3～4 周
C. 化脑用药疗程为 4～8 周
D. 化脑用药疗程不少于 2～3 周
E. 化脑用药疗程不少于 4～8 周

4. 8 岁女孩，因四肢瘫痪就诊，以吉兰—巴雷综合征收入院。目前出现呼吸表浅、咳嗽无力、呼吸道分泌物增加等表现，其最适宜的护理诊断是
A. 皮肤完整性受损
B. 躯体移动障碍
C. 清理呼吸道无效
D. 呼吸形态改变（机械呼吸）
E. 营养失调

5. 一患儿因脑炎昏迷，为防止坠积性肺炎发生，主要的护理措施是
A. 观察面色
B. 观察神智
C. 监测生命体征
D. 监测瞳孔变化
E. 翻身拍背雾化吸痰

【A_3 型题】

(1～2 题共用题干)

患儿，男，5 岁，3 周前有过上呼吸道感染，近一周出现大腿肌肉麻木无力，进而出现面色潮红多汗，吞咽困难，呼吸表浅，咳嗽无力，呼吸道分泌物增多。入院诊断为吉兰—巴雷综合征。

1. 在此患儿的脑脊液检查结果中，特征性的改变为
A. 脑脊液压力升高，外观混浊
B. 白细胞数明显增多，以中性粒细胞为主
C. 革兰涂片找菌阳性率较高
D. 出现蛋白细胞分离现象
E. 糖含量降低，蛋白含量升高

2. 对此患儿的护理措施下列哪一项最重要
A. 防止皮肤压力性溃疡发生
B. 保持呼吸道通畅，维持呼吸功能
C. 给予高蛋白、高热量、易消化的食物
D. 保持肢体功能位，防止足下垂
E. 预防感染，进行保护性隔离

【B_1 型题】

（1～4 题共用备选答案）
A. 颈强直
B. 巴宾斯基征阳性
C. 前囟饱满
D. 提睾反射
E. 膝跳反射

1. 属于脑膜刺激征的是
2. 属于颅高压表现的是
3. 属于病理反射的是
4. 属于浅反射的是

（5～6 题共用备选答案）
A. 30～80mmH_2O
B. 70～200mmH_2O
C. 2.8～4.4mmol/L
D. 118～128mmol/L
E. 20×10^6/L

5. 儿童脑脊液压力为
6. 儿童脑脊液中氯化物含量为

（7～9 题共用备选答案）
A. 拥抱反射
B. 颈肢反射
C. 吸吮反射
D. 吞咽反射
E. 提睾反射

7. 出生时存在，1 岁左右消失的反射是
8. 出生时存在且永不消失的反射是
9. 出生时不存在的反射是

四、简答题

1. 简述小儿神经系统检查的内容。
2. 简述新生儿化脓性脑膜炎的特点。
3. 简述抗癫痫药物的使用原则。
4. 简述癫痫发作时的护理措施。
5. 简述对急性感染性多发性神经根神经炎患儿运动障碍的护理措施。
6. 简述注意力缺陷多动障碍患儿药物治疗的护理措施。

参考答案

一、名词解释

1. 化脓性脑膜炎：是由各种化脓性的细菌感染引起的以脑膜炎症为主的中枢神经系统急性感染性疾病。

2. 癫痫：是多种原因所致的慢性脑功能异常综合征，其特征是脑内神经元群反复发作性过度放电引起突发性、暂时性脑功能失常，临床出现意识、运动、感觉、神经或自主神经功能障碍是小儿神经系统常见疾病之一，临床表现为反复的惊厥发作。

3. Todd 麻痹：癫痫局灶性发作后，受累部位可能出现暂时性麻痹，持续几分钟至几小时，称为 Todd 麻痹。

4. 癫痫持续状态：癫痫发作持续 30 分钟以上，或反复发作、发作间期意识不恢复者，称为癫痫持续状态。

5. 吉兰-巴雷综合征：又称急性感染性多发性神经根神经炎，系主要侵犯脊神经和（或）脑神经的炎性脱髓鞘性周围神经病。主要临床表现为急性、进行性、对称性、多发性、弛缓性脊神经麻痹，多伴有周围感觉障碍，病情严重者可引起呼吸肌麻痹而危及生命。

6. 注意力缺陷多动障碍：是指智力正常或基本正常的小儿，表现出来的与年龄不相称的注意力不集中，不分场合的过度活动，情绪冲动并伴有认知障碍和学习困难的一组症候群。

二、填空题

1. 370g　10%～12%　50%
2. 2　3　3，第 4 腰椎间隙
3. 30～80mmH_2O　70～200mmH_2O
4. 1 个月　5 岁
5. 血行
6. 脑膜炎双球菌
7. 抗利尿激素
8. 原发性　继发性　隐原性
9. 地西泮
10. 6～10 月　学龄前期和学龄期

11. 蛋白-细胞分离

12. 注意力障碍　多动

三、选择题

A_1 型题

1. D　2. E　3. B　4. D　5. C　6. D　7. B　8. C
9. D　10. D

A_2 型题

1. E　2. E　3. D　4. C　5. E

A_3 型题

1. D　2. B

B_1 型题

1. A　2. C　3. B　4. D　5. B　6. D　7. C　8. D
9. E

四、简答题

1. 小儿神经系统检查的内容包括

(1) 一般情况：主要检查小儿的生长发育、营养状况、精神发育和行为、意识状态；判断其是否存在意识障碍及其程度；检查小儿皮肤的色素是否异常；身体有无特殊气味等。

(2) 头颅和脊柱检查：检查头颅大小（头围）、形状、前囟是否闭合等；检查脑神经功能；检查脊柱有无畸形、叩击痛、异常弯曲等。

(3) 运动检查：检查头、躯干及四肢的随意运动；检查肌张力、肌力、共济运动姿势和步态等。

(4) 反射检查：检查深反射、浅反射及病理反射等；检查脑膜刺激征如颈强直、Kernig 征、Brudzinski 征等。

(5) 感觉检查：检查深感觉，如位置觉、震动觉、皮层感觉；检查浅感觉，如痛觉、触觉、温度觉等。

2. 新生儿化脓性脑膜炎，缺乏典型的症状和体征。起病时表现与新生儿败血症相似，有发热或体温不升、呼吸暂停，面色青灰、拒乳、凝视、哭声调高而尖，心率慢，惊厥等。神经系统表现为嗜睡、前囟紧张膨隆，由于颅缝及囟门的缓冲作用，使颅内压增高和脑膜刺激征不明显，因此易于误诊。

3. 抗癫痫药物的使用原则。

(1) 诊断明确后尽早开始合理的抗癫痫药物治疗。

(2) 按照癫痫及癫痫综合征的类型选择用药，常用的抗癫痫药有卡马西平、苯巴比妥、丙戊酸、拉莫三秦、妥泰（托吡酯）等。

(3) 以单种药物治疗为主，注意观测用药疗效和药物的毒副作用。

(4) 药物开始使用时，从总量的 1/2～2/3 剂量用起，逐渐增加全量，在医生指导下服用。

(5) 坚持服药至癫痫病末次发作后 2～4 年，再经 3～6 个月的逐渐减量过程后方可停药。

(6) 监测药物血浓度，根据药物的血浓度调节药物，避免自行调整药量或突然停药。

4. 癫痫发作时的护理措施包括：

(1) 患儿出现前驱症状时，应立即下蹲或平卧，防止摔伤；如在床上发作时，可拉起床挡防止坠床。

(2) 癫痫发作时，应立即解开衣领，去枕平卧，头偏向一侧，清除口腔分泌物，保持呼吸道通畅，防止误吸或窒息。

(3) 在上下牙齿之间，可放置牙垫等物品，防止咬伤舌头。如患儿牙关紧闭，不要强行撬开，以免损伤牙齿。

(4) 发作时，不可强行按压肢体以免引起骨折，可用手护住患儿头部或在头下垫衣物等柔软物体保护患儿头部。

(5) 如有呼吸困难者应立即吸氧并备好人工呼吸机。

(6) 患儿未彻底清醒前，应有专人陪护，防止患儿因精神恍惚而发生意外。如遇高热时，应立即给予物理和（或）药物降温。

(7) 密切观察患儿发作形式、神志、瞳孔、呼吸、脉博及面色变化，并给予记录。

5. 对急性感染性多发性神经根炎患儿运动障碍的护理措施

(1) 评估躯体障碍的损伤程度，制订护理计划。

(2) 急性期：①每日定时按摩肌肉并进行肢体被动锻炼，保持肢体的功能位，防止足下垂；②评估皮肤受压的程度预防褥疮发生：保持床单位的干净、整洁。衣服无皱折，可将衣服反穿于身上，便于进行操作。骨隆突处给予棉垫或气垫圈保护，定时翻身，减轻局部皮肤压力，防止压力性溃疡发生。③每日用温水擦浴一次，每日评估运动障碍的程度及皮肤的完整程度。

(3) 恢复期：指导患儿进行功能锻炼，鼓励患儿自主活动，如吹气球、手握笔、持物、抬腿等，恢复肢体活动功能，活动应循序渐进，强度适宜；活动时应有专人陪护，防止受伤

6. 简述注意力缺陷多动障碍患儿药物治疗的护理措施。

(1) 对多动症儿童唯一有效的药物为神经兴奋剂，如哌醋甲酯（利他林）、苯丙胺、匹莫林等。抗精神病药、安眠药对本症无效，有时还会使症状恶化，不宜应用。

(2) 神经兴奋剂仅能改善患儿的注意力，而对多动、冲动等行为无明显改善作用。该类药物有引起淡漠、社会退缩、刻板动作、食欲减退、影响发展等不良反应，服药过程中应注意监测。

(3) 服药从小剂量开始，白天早晨上学前半小时服用一次，一般只在上学期间应用，周末及节假日停用。6 岁以下和青春期以后原则上不用药。

(4) 指导患儿用药方法、疗效及副作用的监测。

（陈　华）

第十五章　免疫性疾病患儿的护理

强化练习题

一、名词解释

1. 非特异性免疫　2. 特异性免疫　3. 细胞免疫　4. 体液免疫

二、填空题

1. 人体免疫球蛋白包括：________、________、________、________和________。

2. 婴儿能从母体获得的免疫球蛋白是__________，婴儿易患呼吸道和胃肠道感染是由于缺少__________。

3. 艾滋病是由________________病毒引起的。

4. 儿童感染爱滋病的传播途径主要是__________，其次是__________。

三、选择题

【A_1 型题】

1. 下列免疫球蛋白能通过胎盘屏障的是
   A. IgA
   B. IgM
   C. IgG
   D. IgD
   E. IgE

2. 人体内发育最快的免疫球蛋白是
   A. IgM
   B. IgD
   C. IgE
   D. IgA
   E. IgG

3. 婴儿从母体获得的 IgG 降至最低点的时间为出生后
   A. 15～29 天
   B. 2 个月
   C. 3 个月
   D. 4 个月
   E. 6 个月

4. 艾滋病的病原体属于
   A. 革兰阳性细菌
   B. RNA 病毒
   C. DNA 病毒
   D. 革兰阴性细菌
   E. 疱疹病毒

5. HIV 主要感染、侵犯和破坏人体的细胞是
   A. B 淋巴细胞
   B. $CD4^+$ T 淋巴细胞
   C. $CD8^+$ T 淋巴细胞
   D. 单核巨噬细胞
   E. 小神经胶质细胞

6. 描述艾滋病患儿的临床表现，下列**不正确**的是
   A. 原因不明的全身浅表淋巴结肿大
   B. 慢性腹泻
   C. 生长发育障碍
   D. 无明显症状体征，仅 HIV 抗体阳性
   E. 口腔霉菌感染

7. 艾滋病患儿最常见的卡氏肺孢子菌肺炎描述**错误**的是

A. 慢性腹泻
B. 发热
C. 呼吸困难
D. 缺氧
E. X 线片可见间质浸润或弥漫性肺泡病灶

8. 关于艾滋病的诊断要素中，最有意义的是
A. 高危人群
B. 临床表现
C. 抗 HIV 抗体
D. $CD4^+/CD8^+$ T 淋巴细胞比值
E. 机会性感染

9. 下面关于小儿艾滋病的特点，描述**不正确**的是
A. HIV 感染后，潜伏期长，起病缓
B. 偏离正常生长曲线的生长停滞是小儿 HIV 感染的一种特殊表现
C. 易发生反复的细菌感染
D. 慢性腮腺炎和淋巴细胞性间质性肺炎常见
E. 婴幼儿易发生脑病综合征

10. 儿童感染艾滋病最主要的途径是
A. 病毒通过胎盘母婴传播
B. 暴露于有大量吸血昆虫的环境
C. 与父母过分密切接触
D. 反复输注血液和血制品
E. 由于存在童妓情况

11. 引起艾滋病的病原是
A. HBV
B. EBV
C. CMV
D. HIV
E. HPV

【B_1 型题】

（1～4 题共用备选答案）
A. IgG
B. IgA
C. IgM
D. IgE
E. IgD

1. 脐血中某种 Ig 水平增高，提示宫内感染
2. 唯一能通过胎盘的 Ig 是
3. 发育最迟的 Ig，至青春后期或成人期才达到成人水平
4. 包括四种亚类的 Ig 是

（5～6 题共用备选答案）
A. 血清或尿的酶联免疫吸附试验，血快速试验
B. 蛋白印迹试验或免疫荧光检测试验
C. 病毒分离
D. 抗原检测
E. 病毒核酸检测

5. HIV 的初筛试验
6. HIV 的确认试验

（7～11 题共用备选答案）
A. 艾滋病
B. 继发性免疫缺陷病
C. 抗体缺陷病
D. 联合免疫缺陷病
E. 细胞免疫缺陷病

7. 先天性低丙种球蛋白血症属于
8. 胸腺发育不全属于
9. T 细胞缺陷属于
10. 婴儿暂时性低丙种球蛋白血症属于
11. 选择性 Ig 缺乏症属于

四、问答题

1. 继发性免疫缺陷是怎么发生的?
2. 小儿艾滋病如何预防?

参考答案

一、名词解释

1. 非特异性免疫：是人生下来就具有的天然免疫力，是机体在长期的种族进化过程中不断地与各种病原体相互斗争而建立起来的一系列防御功能。包括：（1）屏障防御机制；（2）细胞吞噬系统；（3）补体系统。

2. 特异性免疫：是机体在后天生活过程中与抗原物质接触后产生的，是一种后天获得性免疫，包括细胞免疫和体液免疫。

3. 细胞免疫：即T细胞免疫，T细胞在成熟的过程中，形成了对自身组织的耐受性和对异体物质的反应性。

4. 体液免疫：即B细胞免疫。B细胞免疫比T细胞免疫发育较迟缓。新生儿B细胞产生抗体能力低，出生后随年龄增长，特异性体液免疫才逐渐完善。

二、填空题

1. IgM　IgG　IgA　IgE　IgD
2. IgG　IgA
3. 人类免疫缺陷病毒（HIV）
4. 母婴传播　血源传播

三、选择题

A_1 型题

1. C	2. C	3. E	4. B	5. B	6. D	7. A	8. C
9. A	10. A	11. D					

B_1 型题

1. C	2. A	3. B	4. A	5. A	6. B	7. C	8. E
9. D	10. C	11. C					

四、问答题

1. 继发性免疫缺陷病是指出生后因不利环境因素导致机体免疫功能障碍，一旦不利因素被纠正，免疫功能即可恢复正常。常见于未成熟儿和新生儿、先天性遗传性疾病、营养不良、严重感染、肿瘤和应用免疫抑制剂时。

2. 母婴传播是儿童感染艾滋病的主要途径。感染本病的孕妇可以通过胎盘、产程中及产后血性分泌物或喂奶等方式传播给婴儿；所以对育龄妇女加强宣传教育，普及艾滋病知识，加强自我保护；如果是HIV感染者应避免怀孕，HIV阳性的母亲应服用齐多夫定(AZT)，以降低母婴传播率；其次为血源传播：如输血、注射、器官移植等。所以不要轻易接受输血和血液制品，在供血员中必须除外HIV阳性者。

（王玉香）

第十六章　风湿性疾病患儿的护理

强化练习题

一、名词解释

1. 风湿热　2. 皮下结节　3. 环形红斑　4. 风湿舞蹈病
5. 幼年特发性关节炎　6. 过敏性紫癜　7. 皮肤黏膜淋巴综合征

二、填空题

1. 风湿热心脏炎包括__________、__________和__________。
2. 幼年特发性关节炎分为：__________、__________和__________三型。
3. 风湿热的治疗原则是__________、__________和__________。
4. 皮肤黏膜淋巴综合征又称________主要表现为________、________、________。
5. 护理皮肤黏膜淋巴综合征要注意预防对预后影响最重要的并发症__________。
6. 过敏性紫癜又称__________，较常见的受累器官有__________、__________、__________和__________。
7. 风湿性关节炎的主要临床特点是__________、__________的大关节炎。

三、选择题

【A_1 型题】

1. 风湿热的病理改变中，发生硬化期病变的器官是
   A. 心内膜
   B. 丘脑下核
   C. 皮肤
   D. 关节
   E. 心包膜
2. 风湿热的初发与再发常见的致病菌是
   A. A 组甲型溶血性链球菌
   B. A 组乙型溶血性链球菌
   C. 皮肤溶血性链球菌
   D. 肺炎双球菌
   E. 金黄色葡萄球菌
3. 川崎病的身体状况中，应**除外**
   A. 发热、高达 38～40℃，持续 1～2 周
   B. 全身出皮疹，并可见水泡及结痂
   C. 手足皮肤广泛硬性水肿，关节肿胀、疼痛和关节僵直
   D. 指、趾端膜状脱皮
   E. 双眼球结膜充血
4. 关于风湿热的叙述**不正确**的是
   A. 风湿热目前认为与 A 族乙型溶血性链球菌感染有关
   B. 可能由细菌直接侵犯结缔组织所致
   C. 可能是人体对溶血性链球菌感染引起的一种自身免疫反应
   D. 发病与年龄有关，6～15 岁最多见
   E. 四季均可发病，以冬、春季较多见
5. 过敏性紫癜常见的首发症状为
   A. 皮肤紫癜
   B. 消化道症状

C. 关节症状
D. 肾脏症状
E. 颅内出血

6. 引起川崎病的主要死亡原因是
A. 脑出血
B. 肺出血
C. 心肌梗死
D. 心律失常
E. 脑疝

7. 下面哪项是小儿风湿热最主要的危害
A. 高热
B. 环形红斑
C. 舞蹈病
D. 心脏炎
E. 关节炎

8. 小儿风湿热引起心脏炎时最易受累的心瓣膜是
A. 肺动脉瓣
B. 主动脉瓣
C. 各瓣膜同时受累
D. 二尖瓣
E. 三尖瓣

9. 预防小儿风湿热复发，下列说法**不正确**的是
A. 避免寒冷和潮湿
B. 防止受凉
C. 改善居住环境
D. 去除各种慢性病灶
E. 定期用长效青霉素一年

10. 幼年特发性关节病合并眼部病变最常见的是
A. 结膜炎
B. 虹膜睫状体炎
C. 巩膜炎
D. 角膜软化
E. 黄斑变性

11. 急性风湿热时**不受累及**的器官是
A. 心脏
B. 关节
C. 神经系统
D. 皮肤
E. 肾

12. 下列疾病最容易发生肾炎临床表现的是
A. 幼年特发性关节病
B. 川崎病
C. 风湿热
D. 过敏性紫癜
E. 中毒性休克

13. 川崎病的冠状动脉损害最常发生于起病的
A. 10 天内
B. 10～14 天
C. 14～28 天
D. 1～2 个月
E. 5～10 天

【A_2 型题】

1. 女，6 岁，皮疹 3 天。一周前患上呼吸道感染。体检发现四肢伸面散在紫红色斑丘疹，高出皮面，压之不褪色，可见风团，余无异常。血清 IgA3.6g/L，初步考虑为
A. 湿疹
B. 荨麻疹
C. 药物性皮疹
D. 过敏性紫癜
E. 丘疹性荨麻疹

2. 男孩，8 岁，低热 7 天，伴双踝部疼痛和阵发性腹痛，2 周前曾患猩红热。查体：心肺正常，踝关节未见明显红肿，但活动受限。初步诊断为急性风湿热早期表现，此时护理应重点观察
A. 关节炎是否存在
B. 是否存在心脏损害
C. 链球菌感染是否已被清除
D. 有无舞蹈病的表现
E. 有无皮肤损害

3. 患儿，男，8 岁，曾患幼年特发性关节病 2 年，5 天前出现手腕肿痛，下

列检查中提示患儿病情活动的指标是
A. 血沉偏低
B. C反应蛋白增高
C. 血常规示轻度贫血
D. 关节腔滑液增多
E. 关节X线检查示关节端骨质疏松

4. 患儿，男，8岁，因低热、食欲不振、乏力1月，多处关节肿痛，呈对称性，活动受限7天入院，诊断为“幼年特发性关节病”，下列护理措施**错误**的是
A. 卧床休息
B. 给予高热量、高蛋白、高维生素、易消化饮食
C. 保持皮肤清洁、防止受凉
D. 给予心理支持
E. 尽早进行关节活动训练，防止关节僵硬

5. 患儿，女，2岁，因发热1周、全身出现荨麻疹样皮疹1天入院，查体：体温39.2℃，手足皮肤硬性水肿、双眼球结膜充血、口腔黏膜弥漫性充血、口唇干燥皲裂。诊断为“皮肤黏膜淋巴结综合征”，该患儿首要的护理诊断是
A. 体温过高
B. 皮肤完整性受损
C. 口腔黏膜改变
D. 潜在并发症
E. 知识缺乏

6. 患儿，男，8岁，主因双下肢出现红色皮疹3天，腹痛、便血1天入院，诊断为“过敏性紫癜”。下列护理措施中**不正确**的是
A. 禁饮食
B. 避免接触可能的致敏原
C. 皮肤瘙痒时用酒精擦浴
D. 卧床休息
E. 遵医嘱使用止血药、脱敏药

7. 患儿，女，1.5岁，因持续高热4天入院。查体：体温40℃，躯干、四肢见猩红热样皮疹，伴有肛周脱皮，手足硬肿，双眼球结膜充血，唇红干裂，颈部淋巴结肿大。诊断为“皮肤黏膜淋巴结综合征”。为降低冠状动脉病变的发生，药物治疗首选的是
A. 阿司匹林
B. 阿司匹林＋丙种球蛋白
C. 阿司匹林＋青霉素
D. 丙种球蛋白＋肾上腺皮质激素
E. 肾上腺皮质激素＋阿司匹林

8. 患儿，女，9岁，入院后诊断为“幼年特发性关节病”。经过积极治疗，其他临床症状明显好转，但双下肢活动仍受限，家长提出回家休养，下列出院指导**不正确**的是
A. 用药的注意事项
B. 保持患儿心情舒畅
C. 定期随访
D. 高热量、高蛋白、高维生素饮食
E. 患肢保持功能位，减少活动

9. 患儿，女，8岁，因“紫癜型肾炎”收入院，护士应首要观察的内容是
A. 尿液的颜色
B. 有无便血
C. 关节肿痛及程度
D. 眼球结膜有无出血
E. 皮肤紫癜的部位与颜色

10. 患儿，女，3岁，因患“皮肤黏膜淋巴结综合征”入院。针对皮肤完整性受损，下列护理措施**不恰当**的是
A. 保持皮肤清洁，衣被柔软整洁
B. 每次便后清洗臀部
C. 勤剪指甲，以免抓伤皮肤
D. 严格执行无菌操作，避免在皮肤破溃处穿刺输液
E. 对半脱的痂皮给予撕脱

【A_3/A_4 型题】

(第1～3题共用题干)

患儿，男，8岁，上呼吸道感染7天，

未进行特殊治疗，最近 2 天，出现心慌、乏力。查体：心率 120 次/分，心音低钝，心界扩大，诊断为“风湿热”。

1. 患儿主要表现为
A. 环形红斑
B. 关节炎
C. 心肌炎
D. 皮下结节
E. 舞蹈症

2. 最具有意义的心电图改变是
A. T 波平坦
B. T 波倒置
C. PR 间期延长
D. ST 段下降
E. 室性早搏

3. 应重点给予的护理措施是
A. 心理护理
B. 生活护理
C. 发热护理
D. 关节护理
E. 心肌炎的护理

(第 4～8 题共用题干)

患儿，女，10 岁，2 年来常感胸闷、乏力、活动后心悸，伴有四肢关节疼痛，近两天胸闷、气促加剧。查体：面色苍白，咽红，扁桃体Ⅱ度肿大，心率 124 次/分，心音低钝，心尖区可闻及Ⅲ～Ⅳ级收缩期杂音，双下肢轻度浮肿。WBC 11×10^9/L，N 0.86，L 0.11，Hb 95g/L

4. 该患儿可能的诊断是
A. 风湿性心瓣膜病，心力衰竭
B. 风湿性舞蹈症
C. 先天性心脏病，心力衰竭
D. 风湿性关节炎
E. 病毒性心肌炎，心力衰竭

5. 下面检查中，判断此疾病的活动指标是
A. 补体 C_3 下降
B. ESR 增快
C. CRP 阴性
D. ASO 增高
E. 类风湿因子阳性

6. 该患儿卧床休息的时间应为
A. 卧床休息 2 周，随后 2 周内逐渐恢复活动
B. 卧床休息 8 周，随后 4 周内逐渐恢复活动
C. 卧床休息 4 周，随后 4 周内逐渐恢复活动
D. 卧床休息 4 周，以后 2～3 个月内逐渐恢复活动
E. 卧床休息 8 周，以后 2～3 月内逐渐恢复活动

7. 下面哪项是目前最恰当的治疗
A. 阿司匹林，疗程 4～8 周
B. 泼尼松，疗程 4～8 周
C. 阿司匹林，疗程 8～12 周
D. 泼尼松，疗程 8～12 周
E. 泼尼松＋阿司匹林，疗程 8～12 周

8. 预防此病，关键在于
A. 预防上呼吸道感染
B. 切除扁桃体
C. 长期应用长效青霉素
D. 长期口服阿司匹林
E. 长期口服泼尼松

(第 9～11 题共用题干)

患儿，男，8 岁，因双下肢反复皮疹 3 天，呕吐、腹痛、便血 1 天就诊。查体：神志清楚，痛苦面容，腹痛剧烈，生命体征平稳，双下肢见密集的、大小不等的红色皮疹，呈对称分布，压之不褪色，高出皮肤，初步诊断为“过敏性紫癜”

9. 护士首先考虑的护理诊断是
A. 营养失调
B. 皮肤完整性受损
C. 知识缺乏
D. 潜在的并发症

E. 疼痛

10. 根据上述护理诊断，应立即给予的护理措施是
A. 卧床休息，做好皮肤护理
B. 遵医嘱应用解痉剂
C. 热敷腹部缓解疼痛
D. 快速静脉输液
E. 讲解疾病相关知识

11. 为预防紫癜型肾炎的发生，需要定期检查
A. 血常规
B. 粪潜血试验
C. 尿常规
D. ESR 和 CRP
E. 毛细血管脆性试验

（第 12～15 题共用题干）

患儿，男，3 岁，因发热 5 天伴皮疹 1 天入院。查体：体温 40℃，弛张热，躯干、四肢见猩红热样皮疹，双眼球结膜充血，唇红干裂，口腔黏膜弥漫性充血，呈“杨梅舌”，手足硬肿，颈部淋巴结肿大，心尖部可闻及收缩期杂音，并伴有心音低钝、心律不齐。

12. 根据所提供的资料，可能的诊断是
A. 败血症
B. 幼年特发性关节炎
C. 猩红热
D. 风湿热
E. 皮肤黏膜淋巴结综合征

13. 对诊断最有意义的临床表现是
A. 发热
B. “杨梅舌”
C. 淋巴结肿大
D. 球结膜充血
E. 指（趾）端和甲床交界处有膜状或片状脱皮

14. 本病最严重的危害是
A. 球结膜充血
B. 冠状动脉瘤破裂
C. 手足硬肿
D. 口腔黏膜弥漫性充血
E. 淋巴结肿大

15. 可以确诊冠状动脉瘤的形成的检查是
A. 心电图
B. C 反应蛋白
C. 心肌酶增高
D. 超声心动图
E. 脑脊液

（第 16～17 题共用题干）

患儿，男，14 岁，对称性小关节肿痛伴晨僵 2 年。近 1 个月症状加重，出现乏力，晨僵时间明显延长。查体：双手腕关节、掌指关节明显肿痛，双手握力下降，双肘部发现无痛性皮下结节。诊断为“幼年特发性关节病”，属于多关节型。

16. **不属于**多关节型的症状是
A. 高热
B. 进行性多发性关节炎
C. 晨僵
D. 全身症状轻
E. 关节炎先呈游走性，后固定对称

17. 护理晨僵症状，**不正确**的措施是
A. 避免关节长时间不活动
B. 尽量避免僵硬关节活动
C. 晚上睡眠前进行温水浴
D. 白天活动时戴弹力手套
E. 鼓励起床后先轻微活动关节

【B_1 型题】

（1～4 题共用备选答案）
A. 多关节炎
B. 心脏炎
C. 皮下结节
D. 环形红斑
E. 舞蹈病

1. 风湿小体
2. 非特异性细胞变性和小血管透明变性

3. PR间期延长不作为次要指标
4. 关节痛不作为次要指标

（5～8题共用备选答案）
A. 发热和皮疹
B. 心脏炎
C. 皮肤紫癜
D. 指趾端膜状脱皮
E. 舞蹈病
5. 风湿热最严重的临床表现是
6. 幼年特发性关节病全身型的典型症状是
7. 过敏性紫癜的首发症状是
8. 川崎病的典型临床特点是

（9～11题共用备选答案）
A. 风湿小体或风湿性肉芽肿
B. 关节的非化脓性炎症
C. 全身性白细胞碎裂性小血管炎
D. 全身中小动脉炎性病变
E. 关节的化脓性炎症
9. 诊断风湿热的病理依据是
10. 幼年特发性关节炎最明显的病理变化是
11. 过敏性紫癜的基础病理改变为

四、问答题

1. 如何观察和预防抗风湿药物的副作用？
2. 简述全身型儿童风湿病的临床表现。
3. 试述幼年特发性关节炎的护理措施。
4. 叙述过敏性紫癜皮疹的特点。
5. 说出皮肤黏膜淋巴综合征心血管病变的表现和护理。
6. 列出皮肤黏膜淋巴综合征皮肤黏膜的病变表现。
7. 试述皮肤黏膜淋巴综合征皮肤黏膜的护理。
8. 判断风湿活动的指标有哪些？

参考答案

一、名词解释

1. 风湿热：是一种与A组乙型溶血性链球菌感染有关的变态反应性疾病。主要表现为发热、心脏炎、游走性关节炎、舞蹈病、环形红斑和皮下小结，可反复发作。心脏炎是最严重的表现。

2. 皮下结节：是风湿热常见的皮肤病损之一，其多位于肘、腕、膝、踝等关节伸侧的骨质隆起或肌腱附着处附近，呈圆形，直径多在0.5～1cm，隆起于皮下，可活动，无压痛，常呈左、右两侧对称分布，与皮肤不粘连的小结。

3. 环形红斑：是风湿热常见的皮肤病损之一，其多分布于躯干和四肢屈侧，呈环形或半环形，淡色，边缘常呈轻度隆起，环内肤色正常，多于数小时或1～2日内消失，可反复出现，不留痕迹。

4. 风湿舞蹈病：女孩多发，特征为程度不等、不协调和不自主运动，如伸舌歪嘴、挤眉弄眼、语言障碍、书写困难等，睡眠时消失，可与心脏炎同时存在，也可以单独出现。

5. 幼年特发性关节炎：是儿童时期（小于16岁）以慢性关节滑膜炎为特征的、慢性全身性自身免疫性疾病。表现为对称性的关节肿痛和晨僵，常伴高热及全身多个脏器受累（皮肤、肌肉、肝、脾、淋巴结、肺和心脏），若反复发作可致关节畸形和功能障碍。年龄越小全身症状越重，年长儿常以关节症状为主。

6. 过敏性紫癜：是以全身小血管炎为主要病变的血管炎综合征。临床上表现为非血小板减少性紫癜伴有关节肿痛、腹痛、便血、血尿和蛋白尿为特征。主要见于学龄儿童，四季均可发病，但春秋多见．

7. 皮肤黏膜淋巴结综合征：又称川崎病，是一种病因未明的变态反应性全身小血管炎在性病变。临床特点为急性发热、皮疹、皮肤黏膜病损和淋巴结肿大。心肌梗死是主要死因。

二、填空题

1. 心肌炎　心内膜炎　心包炎
2. 全身型　多关节型　少关节型
3. 卧床休息　控制链球菌感染　抗风湿治疗
4. 川崎病　急性发热　皮肤黏膜病损　淋巴结肿大
5. 冠状动脉病变
6. 亨-舒综合征　皮肤　关节　胃肠道　肾
7. 游走性　多发性

三、选择题

A_1 型题

1.A　2.B　3.B　4.B　5.A　6.C　7.D　8.D
9.E　10.B　11.E　12.D　13.C

A_2 型题

1.D　2.A　3.B　4.E　5.A　6.C　7B　8.E
9.A　10.E

A_3/A_4 型题

1.C　2.C　3.E　4.A　5.B　6.E　7.D　8.C
9.E　10.B　11.C　12.E　13.E　14.B　15.D　16.A
17.B

B_1 型题

1.C　2.E　3.B　4.A　5.B　6.A　7.C　8.D
9.A　10.B　11.C

四、问答题

1. 服药期间应注意：阿司匹林可引起胃肠道反应、肝功能损害和出血。饭后服用或同时服用氢氧化铝可减少对胃的刺激，加用维生素 K 可防止出血。阿司匹林引起多汗时应及时更换衣服以防受凉。泼尼松可引起满月脸、肥胖、消化道溃疡、肾上腺皮质功能不全、精神症状、血压增高、电解质紊乱、抑制免疫等，应密切观察，避免交叉感染和骨折。心肌炎时对洋地黄敏感，如使用洋地黄应注意观察有无恶心、呕吐、心动过缓、心律不齐等副作用，如有应报告医生给予处理。

2. 全身型儿童风湿病的临床表现有链球菌感染的前驱病史，如急性咽炎或扁桃体炎，1～3周后出现风湿热症状，主要表现为：

（1）发热：一般持续 3～4 周。

（2）心脏炎：包括心肌炎、心内膜炎和心包炎。重症时常并发急性充血性心力衰竭。

（3）关节炎：特点是多发性和游走性。以膝、踝、肘、腕等大关节为主，局部有红、肿、热、痛。

（4）舞蹈病：多见于女孩，特征为程度不等、不协调和不自主运动，睡眠时消失。

（5）皮肤病变：包括环形红斑和皮下结节。此两种皮肤病变常与心脏炎并存。

3. 幼年特发性关节炎的护理措施主要包括下述 4 个方面：

（1）发热的护理：密切监测体温变化，高热时及时采用物理或药物降温，出汗多时及时更换衣服，保持皮肤清洁。观察有无皮疹、眼部受损和心功能不全表现，有无脱水体征。使用抗炎药物进行病因治疗。

（2）关节炎的护理：急性期应卧床休息，采取适当措施以减轻关节疼痛，如用被架保护患肢不受压；急性期过后尽早开始关节的康复治疗，以恢复关节功能和防止畸形。

（3）心理护理：多与患儿沟通，给予患儿和家长精神安慰。做好出院后的指导，使他们树立战胜疾病的信心并自觉坚持长期治疗。

（4）观察药物副作用。

4. 过敏性紫癜皮疹的特点为：反复出现皮肤紫癜为本病特征，多见于下肢及臀部，呈对称性，分批出现，伸侧较多，面部及躯干较少。初起呈紫红色斑丘疹，高出皮面，压之不褪色，数日后转为暗紫色，最终呈棕褐色而消退。少数重症患儿紫癜可融合成大疱伴出血性坏死。部分病例可伴有荨麻疹和血管神经性水肿，常见于头面部、手足背和会阴等部位。皮疹一般 4～6 周消退。

5. 皮肤黏膜淋巴综合征心血管病变的表现：常于发病 1～6 周出现，也可在恢复期发生。发热期表现为心脏杂音、心律不齐、心脏扩大和心力衰竭等；在亚急性期和恢复期，心肌梗塞和冠状动脉瘤破裂可致心源性休克甚至猝死。在心血管系统的护理上应密切监视患儿有无心血管损害的症状，如面色、精神状态、心率、心律、心音、心电图异常，一旦发现立即进行心电监护。根据心血管损害程度采取相应的护理措施。使用保护心血管药物，阿司匹林、潘生丁等。

6. 皮肤黏膜淋巴综合征时皮肤黏膜可出现下列变化：①皮疹：在发热或发热后出现，斑丘疹、多形性皮疹红斑样和猩红热样皮疹，常在第一周出现。呈向心性，肛周皮肤发红、脱皮。②肢端变化：急性期手足硬性水肿和掌跖红斑，恢复期指、趾端甲下和皮肤交界处出现膜状脱皮，指、趾甲有横沟，重者指、趾甲亦可脱落。③黏膜表现：3～4 天出现双眼球结膜充血，但无分泌物；唇充血红肿、皲裂或出血，舌乳头突起、充血呈杨梅舌，口腔咽部黏膜呈弥漫性充血。

7. 皮肤黏膜淋巴综合征时皮肤黏膜的护理：包括密切观察皮肤黏膜病变情况；保持皮肤清洁，每日用软布擦洗患儿皮肤，注意勿擦伤；每次便后清洗臀部；剪短指甲，保持手清洁，以免抓伤；衣被质地柔软而清洁；每日用硼酸棉球擦生理盐水洗双眼 1～2 次，必要时用眼膏；保持口腔清洁，鼓励多漱口，口唇干裂时可涂护唇油；禁食过热、辛辣、过硬食物。

8. 判断风湿活动：如有发热、乏力、苍白、脉搏增快等风湿热临床表现，进行性贫血，白细胞增高并核左移，血沉增快，C 反应蛋白及黏蛋白增高，心电图示 PR 间期延长等，均提示有风湿活动。

（王玉香）

第十七章　内分泌疾病患儿的护理

强化练习题

一、名词解释

1. 先天性甲状腺功能减退症　　2. 儿童糖尿病

二、填空题

1. 人体内的内分泌腺体有__________、__________、__________、__________、__________和__________等。

2. 内分泌的主要功能是调节__________、__________、__________、__________和__________等多种生理活动和生命过程。

3. 内分泌疾病包括有__________和__________两大类。

4. 原发性糖尿病可分为____________、____________、____________三种类型。

5. 先天性甲状腺功能减低症分为__________ 和__________。

6. 地方性甲状腺功能减低症是孕妇在孕期饮食中__________ 所致。

7. 先天性甲状腺功能减低症的治疗是：____________________治疗。

8. 先天性甲状腺功能减低症患儿的护理措施有：__________、__________、__________和__________、__________、__________、__________ 。

三、选择题

【A_1 型题】

1. 儿童常见的内分泌疾病是
   A. 生长激素缺乏症
   B. 尿崩症
   C. 1 型糖尿病
   D. 先天性甲状腺功能减退症
   E. 2 型糖尿病

2. 服用甲状腺素片治疗甲状腺功能减退症，正确的方法是
   A. 终身服药
   B. 服至青春期开始停药
   C. 服至青春期后停药
   D. 临床症状消失后停药
   E. 临床症状消失后继续服 1 个月

3. **不符合**先天性甲状腺功能低下特殊面容的是
   A. 头大
   B. 面容幼稚
   C. 皮肤粗糙
   D. 眼睑水肿
   E. 鼻梁宽平

4. 甲状腺素片用药期间定期监测项目**不包括**
   A. 体温
   B. 脉搏
   C. 体重
   D. 身高
   E. X 线胸片

5. 散发性甲状腺功能减退症最常见的病因是

A. 甲状腺不发育或发育不良
B. 甲状腺激素合成障碍
C. 促甲状腺激素缺乏
D. 母亲孕期饮食中缺碘
E. 母孕期用抗甲状腺药物

6. 甲状腺功能减退症新生儿期早期表现是
A. 低体温
B. 腹胀、便秘
C. 生理性黄疸延长
D. 心率慢
E. 少哭多睡，声音嘶哑

7. 地方性甲状腺功能减退症是由于
A. 甲状腺发育异常
B. 合成甲状腺素酶的缺乏
C. 孕母食物中缺碘
D. 孕母服用抗甲状腺药物
E. 垂体分泌促甲状腺素减少

8. 治疗甲状腺功能减退症，服用甲状腺素制剂时，应同时加用以下哪种东西，以满足机体代谢需要
A. 钠盐
B. 钾盐
C. 高蛋白，高维生素食物
D. 利尿剂
E. 碘盐

9. 甲状腺功能减退症的临床表现以下叙述应**除外**的是
A. 头小颈短
B. 特殊面容
C. 智力低下
D. 上部量短、下部量长
E. 怕冷

10. 下列几种因素与先天性甲状腺功能减退症之体温过低有关的是
A. 新陈代谢减低
B. 食量小
C. 肠蠕动减慢
D. 摄入维生素不足
E. 保暖不良

11. 儿童糖尿病最多见的是
A. 肾性糖尿病
B. 1型糖尿病
C. 继发性糖尿病
D. 2型糖尿病
E. 婴儿暂时性糖尿病

12. 关于糖尿病的饮食安排，下列哪项是正确的?
A. 少量多餐
B. 土豆为主
C. 面食为主
D. 高蛋白高纤维素食物为主
E. 高脂饮食

13. 治疗先天性甲状腺功能减退症时，使用甲状腺素的剂量正确的是
A. 长期用药不需调整
B. 随年龄增加用药量逐渐减少
C. 维持量每年调整1次
D. 临床症状消失后停止用药
E. 成年后停止用药

14. 关于糖尿病酮症酸中毒的治疗，下列措施**错误**的是
A. 用碳酸氢钠纠正酸中毒至恢复正常
B. 立即静脉给予胰岛素
C. 静脉给予胰岛素至酸中毒和血酮基本消失
D. 迅速纠正脱水，第1小时补生理盐水20ml/kg
E. 其余累积损失量用0.45%氯化钠在8～10h内输入

15. 小儿糖尿病的临床特征是
A. 多尿、多饮、多食，遗尿
B. 遗尿、多饮、多食，消瘦
C. 起病急，多尿、多饮、多食，遗尿、易并发感染
D. 起病急，多尿、多饮、多食、体重减轻
E. 缓慢起病、多饮、多尿、体重不增

16. 先天性甲状腺功能减退症用甲状腺素治疗，至症状消失后应用维持量，需多长时间调整 1 次剂量
A. 1～2 周
B. 1～2 个月
C. 3 个月
D. 6 个月
E. 1～2 年
17. 儿童糖尿病治疗过程中，由于胰岛素过量发生低血糖的时间多为
A. 注射胰岛素后半小时
B. 注射胰岛素后 1 小时
C. 注射胰岛素后 2 小时
D. 中午至傍晚之间
E. 午夜至凌晨之间

【A_2 型题】
1. 男婴，11 个月，生后常便秘、腹胀、少哭。体检：36℃，心率 70/分，腹部膨隆，脐疝。四肢短粗，唇厚，舌大。最可能的诊断是
A. 先天性甲状腺功能减退症
B. 唐氏综合征
C. 苯丙酮尿症
D. 黏多糖病
E. 软骨发育不全
2. 出生 21 天足月新生儿，出生体重 4kg，哭声低，大便 2～3 天一次。查体：体温 35.5℃，皮肤巩膜黄染，常伸舌，腹胀、有脐疝，囟门 3cm×3cm。最可能的诊断是
A. 新生儿肝炎综合征
B. 新生儿巨结肠
C. 唐氏综合征
D. 先天性甲状腺功能减退症
E. 佝偻病
3. 护士指导小儿糖尿病饮食安排，其三餐热量分配，早、中、晚餐分别占
A. 2/5、2/5、1/5
B. 1/5、2/5、2/5
C. 2/5、1/5、2/5
D. 1/3、1/3、1/3
E. 1/4、2/4、1/4
4. 女婴，出生 15 天，生后 2 天取血行新生儿筛查报告示 TSH 浓度为 30mU/L，为明确诊断应再进一步检查
A. 染色体核型分析
B. TRH 刺激试验
C. 血清 T_3、T_4 及 TSH 测定
D. 血钾、钠、氯测定
E. 血钙、磷、碱性磷酸酶测定
5. 护士给先天性甲状腺功能减退症患儿做甲状腺素片用药的指导：出现下列情况应考虑甲状腺素片过量，但**除外**
A. 心悸
B. 多汗
C. 发热
D. 腹泻
E. 食欲好转

【A_3/A_4 型题】
（1～3 题共同题干）
一个 12 岁男孩，患有 1 型糖尿病，一直用短效和中效胰岛素混合制剂每日分 2 次在早、晚饭前半小时皮下注射治疗，疗效尚满意。今日上午学校开运动会，他共参加 3 项运动。最后跑 400 米比赛，跑完后十多分钟自觉心慌、出冷汗、头晕、全身无力，继而倒下，被同学急送校医室。查体：神清、体温正常、心律齐、心率 96 次/分、血压 100/70mmHg
1. 护士评估该儿童发生了什么问题
A. 糖尿病酮中毒
B. 低血糖反应
C. 中暑
D. 感冒
E. 急性心肌炎
2. 护士分析发生此问题的原因
A. 早饭吃的太多

B. 早饭吃的太少
C. 心情太激动
D. 运动量增加太多
E. 衣服穿得太少

3. 应给予什么紧急处理
A. 立即给予口服糖水
B. 开放静脉点滴生理盐水
C. 给予抗生素治疗
D. 给予强心药
E. 给予静点胰岛素

（4～6 题共用题干）

女婴，8 个月，因便秘 3 天来就诊，出生体重 4kg，新生儿期黄疸 3 周多才退，平时少哭、活动少，进食少，至今坐不稳，查体：头发稀少干枯，皮肤粗糙、发际较低，眼睑水肿，常伸舌，心率 92 次/分，腹膨有脐疝，囟门 2.5cm×2.5cm，血红蛋白 95g/L。

4. 考虑该患儿原发疾病最可能为
A. 唐氏综合征
B. 先天性甲状腺功能减退症
C. 佝偻病
D. 蛋白质-热量营养不良
E. 营养性贫血

5. 为确定诊断应进一步检查的是
A. 染色体核型分析
B. TRH 刺激试验
C. 血清 T3、T4 及 TSH 测定
D. 红细胞平均血红蛋白含量
E. 血钙、磷、碱性磷酸酶测定

6. 该患儿的治疗方案是
A. 甲状腺素替代治疗，终生用药
B. 甲状腺素替代治疗至青春期
C. 甲状腺素替代治疗至症状好转
D. 维生素 D 和钙剂治疗至 2 岁
E. 二价铁和维生素 C 治疗

四、问答题

1. 简述应用甲状腺素的注意事项？
2. 先天性甲状腺功能减退症的护理评估要点有哪些？
3. 如何整理糖尿病患儿的护理评估资料？
4. 如何帮助糖尿病患儿正确使用胰岛素？
5. 糖尿病酮症酸中毒的对症护理措施有哪些？
6. 糖尿病患儿如何预防感染？

参考答案

一、名词解释

1. 先天性甲状腺功能减退症是由多种病因导致的甲状腺功能障碍，引起甲状腺激素分泌不足或甲状腺激素受体功能缺陷的一种最常见的儿童先天性内分泌疾病。

2. 糖尿病是由于胰岛素绝对或相对不足引起的糖、脂肪、蛋白质、水及电解质代谢紊乱的慢性全身性内分泌代谢病。发生在 15 岁或 20 岁以前的糖尿病称为儿童糖尿病。

二、填空题

1. 脑垂体　甲状腺　甲状旁腺　胰腺　肾上腺　性腺
2. 人体生长　发育　性成熟　生殖　衰老
3. 内分泌功能亢进　内分泌功能低下

4. 1型糖尿病 2型糖尿病 青年成熟期发病型
5. 散发性 地方性
6. 缺碘
7. 甲状腺素终生替代治疗
8. 保暖 防止感染 耐心喂养，保障营养供给 保持大便通畅，预防便秘 加强训练，提高自理能力 用药护理 健康教育

三、选择题

A_1 型题

1. D 2. A 3. B 4. E 5. A 6. C 7. C 8. C
9. D 10. A 11. B 12. D 13. C 14. A 15. D 16. E
17. E

A_2 型题

1. A 2. D 3. B 4. C 5. E

A_3/A_4 型题

1. B 2. D 3. A 4. B 5. C 6. A

四、问答题

1. 应用甲状腺素应注意：本病需终生服药，要让家长及患儿了解终生服药的必要性和重要性，使其坚持长期服药治疗。甲状腺制剂作用缓慢，用药1周左右方达最佳效力，故服药后要密切观察患儿食欲、活动量及排便情况，定期测体温、脉搏、体重及身高。用药剂量随小儿年龄增长而逐渐增加。如用量过小，疗效不佳，患儿身高及骨骼生长迟缓；药量过大时，会导致甲亢，症状较轻者可出现发热、多汗、体重减轻、神经兴奋性增高；症状较重者可出现呕吐、腹泻、脱水、高热、甚至痉挛及心力衰竭。

2. 先天性甲状腺功能减退症的护理评估要点包括：①评估病史：了解患儿居住地是否为流行地区及家族史，询问其母亲孕期的饮食习惯及用药情况；②评估症状、体征：观察患儿是否有特殊面容，测量身高、体重、头围、计算上部量与下部量之比，测验其智力水平，生理功能是否低下；③分析血清 T_3、T_4、TSH 水平，基础代谢率及手和腕部X线片；④评估心理、社会因素：了解患儿家长对本病知识掌握的程度，能否掌握服药方法及副作用的观察，了解其家庭经济状况等。

3. 糖尿病患儿的护理评估资料包括：①评估病史：了解患儿的家族史，特别是父母中有无糖尿病患者，询问患儿发病前是否有病毒感染；②评估症状、体征：观察患儿是否有多饮、多尿、多食及体重下降等典型症状。了解患儿是否有合并感染、脱水、休克及昏迷等症状、体征；③分析血糖、尿糖、尿酮体、血气分析等结果；④评估心理、社会因素：了解患儿及家长对本病的认识，是否存在焦虑和恐惧，能否正确使用胰岛素，是否了解胰岛素的副作用等。

4. 指导糖尿病患儿正确使用胰岛素包括：①详细告知并教会家长正确抽吸和注射胰岛素的部位、方法、时间、用药后的反应及用药的注意事项。并学会观察用药后患儿的反应，有无面色苍白、无力、头晕、出汗等低血糖反应，若出现上述表现应立即口服糖水；指导定期随访以便调整胰岛素用量；②严格遵守饮食控制的重要性，选择高蛋白、高维生素和粗纤

维素类饮食；每日进食应定时、定量，饮食应适当变换花样，以增加患儿的食欲；③鼓励和指导患儿及家长独立进行血糖和尿糖的监测，教会患儿或家长用纸片法监测末梢血糖值，用斑氏试剂或试纸法作尿糖监测。教育患儿随身携带糖块及卡片，写上姓名、住址、病名、膳食治疗量、胰岛素注射量、医院名称及负责医师，以便任何时候发生并发症可立即救治。

5. 糖尿病酮症酸中毒的对症护理措施有：①患儿绝对卧床休息，注意保暖，以使体内消耗能量达最低水平，以减少脂肪、蛋白质分解。密切观察病情变化，监测血压、脉搏、呼吸、出入量、血糖、血电解质、血气分析、血渗透压、尿糖、尿酮体等；②立即建立两条静脉输液通道，一条纠正脱水酸中毒快速输液通道，常用生理盐水。静脉输液的速度要按计划完成，应根据小儿年龄及需要调整滴速，否则会导致心脏负担过大，引起心衰；另一条静脉通道输入小剂量胰岛素，0.1U/kg 静脉注入作为基础量，然后按每小时 0.1U/kg 的速度静脉滴注（用生理盐水稀释），使血清胰岛素浓度维持比较恒定的水平，静滴的胰岛素需匀速进人，每一分钟液量 lml，所以最好用输液泵调整滴速，同时严密监测血糖波动，随时调整治疗方案；③血钾的补给：临床上在胰岛素治疗后 4～6h，可发生严重低钾血症，甚至引起心律紊乱，威胁生命，故在小剂量胰岛素静脉输人后，予以补钾，浓度＜0.3%；④积极控制感染：多数酮症酸中毒是由于感染引起，应积极寻找感染灶，及时应用抗生素控制感染至关重要。

6. 糖尿病患儿免疫功能降低，极易发生感染，特别是皮肤感染。所以，应注意勤洗澡、洗头，如发现细微伤口或毛囊炎应及时处理；因尿糖的刺激，患儿会出现阴部瘙痒，故便后应用温开水或淡盐水清洗肛周；卧床的患儿，每日做皮肤护理及口腔护理 2 次。在酮症酸中毒时应遵医嘱合理使用抗生素，预防及抗感染。

（洪黛玲）

第十八章　遗传性疾病患儿的护理

强化练习题

一、名词解释

1. 遗传性疾病　2. 单基因病　3. 染色体病　4. 分子病

二、填空题

1. 21-三体综合征又称________或________，属________畸变，是人类最早发最常见的________。

2. 唐氏综合征的染色体异常可分为________、________、________。

3. 苯丙酮尿症是一种常见的________障碍性疾病，为________遗传。

4. 患苯丙酮尿症时低苯丙氨酸饮食治疗，至少需要持续到________后。

5. 苯丙酮尿症患儿临床上最主要的症状是________。

6. 苯丙酮尿症时应给予________治疗，以防止________的发生。

三、选择题

【A_1 型题】

1. 遗传病的物质基础是
   A. 细胞
   B. 器官
   C. 基因
   D. 染色体
   E. 基因突变

2. 苯丙酮尿症的临床最主要的症状是
   A. 呕吐
   B. 皮肤发白
   C. 喂养困难
   D. 智力低下
   E. 步态不稳

3. 小儿，3岁，精神、运动发育均明显落后，只会说简单话，两眼内眦距离宽，鼻梁低平，眼外眦上翘，经常伸舌，临床上拟诊断为唐氏综合征，下列检查具体确诊价值的是
   A. 智力低下
   B. 特殊面容
   C. 通贯手
   D. 染色体核型分析
   E. 手皮纹特点

4. 以下情况**不属于**遗传范围的是
   A. 亲代与子代之间在形态结构方面的相似性
   B. 亲代与子代之间在生理器官方面的相似性
   C. 亲代与子代之间在生化代谢方面的相似性
   D. 亲代与子代之间在免疫功能方面的相似性
   E. 亲代与子代之间在性格思想方面的相似性

5. 唐氏综合征属于
   A. 染色体疾病
   B. 单基因遗传病
   C. 多基因遗传病

D. 内分泌病
E. 免疫缺陷症

6. 以下体征**不属于**唐氏综合征常见体征的是
A. 眼距宽，眼外侧上斜
B. 骨龄落后
C. 韧带松弛关节过度屈伸
D. 头围大于正常
E. 舌常伸出口外

7. 唐氏综合征的诊断最有价值的是
A. 特殊面容
B. 智能低下
C. 通贯手
D. 身材矮小
E. 染色体检查

8. 苯丙酮尿症属于
A. X 连锁显形遗传
B. X 连锁隐性遗传
C. 常染色体显形遗传
D. 常染色体隐性遗传
E. 染色体疾病

9. 以下所见与唐氏综合征的临床表现**不符合**的是
A. 外耳小
B. 身材矮小
C. 皮肤粗糙
D. 通贯手
E. 手指细长

10. 苯丙酮尿症最主要的治疗方法是
A. 大量维生素
B. 限制苯丙氨酸摄入
C. 对症治疗
D. 补充 5-羟色氨
E. 限制蛋白质摄入

11. 苯丙酮尿症临床表现中最突出的是
A. 智力低下
B. 行为异常
C. 皮肤湿疹
D. 毛发枯黄
E. 喂养困难

【A_2 型题】

1. 患儿，男，1 岁，表现为眼距宽，眼裂小，外眼角上斜，鼻根低平，通贯手，身材矮小，头围小于正常，智力低下，伴有室间隔缺损，该患儿可能患有
A. 先天性心脏病
B. 甲状腺功能减退
C. 糖原累积病
D. 苯丙酮尿症
E. 唐氏综合征

2. 患儿，男，现 4 个月，新生儿期进行筛查时发现苯丙氨酸浓度为 10mg/dl，诊断为苯丙酮尿症，该患儿血中苯丙氨酸浓度应当维持在
A. 4mg/dl 以下
B. 4～10mg/dl
C. 10～15mg/dl
D. 10～30mg/dl
E. 25～30mg/dl

【A_4 型题】

（1～2 题共用题干）

男童，4 个月。因呕吐、皮肤湿疹、尿有鼠尿味来院就诊，经检查确诊为苯丙酮尿症收入院。

1. 该患儿需要控制饮食，护士对其适宜的指导是
A. 高蛋白饮食
B. 单纯母乳喂养
C. 适当添加辅食
D. 低苯丙氨酸奶方
E. 单纯谷类食物喂养

2. 经治疗，该患儿病情平稳，血苯丙氨酸浓度控制适宜，准备出院。家长询问何时可以恢复正常饮食，正确的回答是
A. 青春期后
B. 8～10 岁之后
C. 5～8 岁之后

D. 2～5岁之后
E. 1岁之后

【B_1型题】
（1～4题共用备选答案）
A. 常染色体遗传病
B. 线粒体遗传病
C. 性染色体遗传病
D. 多基因病
E. 分子病
1. 苯丙酮尿症
2. 帕金森病
3. 高血压
4. 血友病

四、简答题

1. 试述常染色体显性遗传病的遗传特点。
2. 试述遗传性疾病的预防。
3. 试述唐氏综合征的临床表现。
4. 试述苯丙酮尿症的饮食护理。

参考答案

一、名词解释

1. 遗传性疾病是人体由于遗传物质结构或功能改变所导致的疾病。

2. 单基因病是指单个基因突变所致的遗传性疾病。

3. 是指染色体的数目增多或减少，形态、结构的改变，如缺失、易位、畸形使染色体上的基因发生数量或排列顺序上的改变引发疾病。

4. 分子病是调控生物大分子合成的基因突变导致生物大分子结构或数量改变所致的疾病。

二、填空题

1. 唐氏综合征　先天愚型　常染色体　染色体病
2. 标准型　易位型　嵌合型
3. 氨基酸代谢　常染色体隐性
4. 青春期
5. 智力低下
6. 低苯丙氨酸饮食　智力低下

三、选择题

A_1型题

1. C　2. D　3. D　4. E　5. A　6. D　7. E　8. D
9. E　10. B　11. A

A_2型题

1. E　2. B

A_4 型题

1. D　　2. A

B_1 型题

1. A　　2. B　　3. D　　4. E

四、简答题

1. 常染色体显性遗传病的遗传特点包括：①父母中有一人患常染色体显性遗传病时，子代中患病数为1/2；②通常有连续传代现象；③男女得病机会均等；④没有携带者。

2. 遗传性疾病的预防包括：①遗传咨询，即帮助遗传病患者及家属了解所患遗传病的发生、遗传方式、预后、再发风险、可选择的治疗及预防方法；②携带者的检出，用多种试验方法及时检出携带者；③产前诊断，在遗传咨询的基础上，对可能生育遗传疾病患儿的妇女，孕期的胚胎或胎儿进行生长和功能状况的检测；④出生缺陷监测和预防。

3. 唐氏综合征的主要临床表现

（1）特殊面容：眼距宽，内眦赘皮，外眼角上斜，鼻梁低平，外耳小，舌大外伸。

（2）智能低下：抽象思维能力受损最大。

（3）体格发育迟缓：身材矮小，四肢短，肌张力低，韧带松弛，关节可过度屈伸，手指粗短，小指向内弯曲，通贯手，皮纹异常。

（4）伴发畸形：50%患儿伴有先天性心脏病等其他畸形。

4. 向苯丙酮尿症患儿的家长讲述本病的有关知识，强调饮食治疗成功与否直接影响到患儿智力及体格发育，必须坚持。协助制订饮食治疗方案，给予低苯丙氨酸饮食，最好母乳喂养，婴儿可喂给特制的低苯丙氨酸奶粉；幼儿添加辅食时应以粳米、小麦、小米、白薯、马铃薯、藕粉等低蛋白质食物为主。苯丙氨酸供给量以能维持血中苯丙氨酸浓度在0.12～0.6mmol/L（2～10mg/dl）为宜。治疗应在3个月以前开始，饮食控制至少需持续到青春期以后，最好终身治疗。

（陈　华）

第十九章　感染性疾病患儿的护理

强化练习题

一、名词解释

1. 麻疹黏膜斑（柯氏斑）　2.（猩红热）巴氏线　3.（猩红热）杨梅舌
4. 原发型肺结核

二、填空题

1. 传染病传播途径包括__________，__________，__________。

2. 防止小儿传染病传播，临床护理工作主要是做到__________、__________、__________和加强技术及组织管理。

3. 麻疹的传染源是__________。

4. 麻疹患者在潜伏期末__________至出疹后__________均有传染性，如有并发症传染性延长至出疹后__________。

5. 感染过麻疹的母亲所生的婴儿，因有母体带给的抗体出生后__________个月内很少患麻疹。

6. 猩红热是__________所致的急性传染病。

7. 猩红热的并发症为变态反应所致，主要有__________和__________等。

8. 乙型脑炎的高热以__________降温为主。

9. 治疗百日咳首选的抗生素是__________。

10. 原发综合征病变包括：__________、__________、__________。

11. 结核菌素试验阴性表示：__________，__________，__________。

12. 结核病治疗的原则是：__________、__________、__________、__________、__________、__________。

13. 结核预防性化疗一般采用__________，剂量为__________，疗程为__________。

14. 结核化疗中两阶段疗法包括：__________，__________

15. 结核性脑膜炎典型的脑脊液生化改变是__________及__________同时降低。

三、选择题

【A_1 型题】

1. 经昆虫为媒介传播的疾病为
   A. 麻疹
   B. 腮腺炎
   C. 脊髓灰质炎
   D. 流行性脑脊膜炎
   E. 流行性乙型脑炎

2. 经过呼吸道传播的疾病为
   A. 麻疹
   B. 肝炎

C. 脊髓灰质炎
D. 细菌性痢疾
E. 流行性乙型脑炎

3. 由细菌导致的传染病是
A. 麻疹
B. 水痘
C. 腮腺炎
D. 百日咳
E. 幼儿急疹

4. 麻疹病毒在流通的空气或日光下失去活力的时间为
A. 10 分钟
B. 20 分钟
C. 30 分钟
D. 40 分钟
E. 50 分钟

5. 麻疹患儿具有传染性的时间是
A. 发病前 1 天至出疹后 1 天
B. 发病前 2～3 天至出疹后 5 天
C. 出疹至出疹后 3 天
D. 发热至出疹后 5 天
E. 发热至出疹后 7 天

6. 麻疹发病率最高的人群是
A. 6 个月以下的小儿
B. 6 个月以上的小儿
C. 6 个月至 5 岁小儿
D. 3 至 6 岁小儿
E. 7 至 12 岁小儿

7. 麻疹的检疫期为
A. 7 天
B. 18 天
C. 21 天
D. 28 天
E. 32 天

8. 降低麻疹发病率的关键措施是
A. 早发现、早治疗、早隔离
B. 患儿停留过的病室要彻底通风
C. 易感儿按时接种麻疹疫苗
D. 易感儿接触患儿后注射免疫球蛋白
E. 流行期间易感儿不要到公共场所

9. 关于麻疹的叙述，**不正确**的是
A. 主要通过飞沫传播
B. 病人是唯一传染源
C. 感染后可终身免疫
D. 前驱期无传染性
E. 出疹后 5 天无传染性

10. 水痘为自限性疾病，一般预后好，但后果严重的情况是
A. 先天性水痘
B. 新生儿水痘
C. 使用激素或体质弱的患儿
D. 水痘合并脑炎
E. 水痘合并皮肤感染

11. 水痘皮疹的特点是
A. 皮疹初见于耳后发际
B. 皮疹呈向心性分布
C. 疹间无正常皮肤
D. 恢复期大片脱皮
E. 疹退后色素沉着

12. 关于水痘，下列叙述**不正确**的是
A. 斑疹、丘疹、疱疹和结痂共存
B. 仅由呼吸道传播
C. 皮疹呈向心性分布
D. 病人是唯一传染源
E. 水痘为自限性疾病

13. 流行性腮腺炎病人应隔离至
A. 体温恢复正常
B. 发病后 3 周
C. 腮肿完全消退，再观察 7 天周
D. 血清特异性 IgM 抗体消失
E. 腮腺肿完全消退后为止

14. 流行性腮腺炎患者腮腺肿大的特点，**不正确**的是
A. 以耳垂为中心
B. 边缘清晰
C. 表面皮肤不红
D. 肿痛一周左右消退
E. 局部皮肤紧张发亮

15. 关于流行性腮腺炎，下列叙述**不正确**的是

A. 早期血清和尿淀粉酶升高
B. 肿大的腮腺以耳垂为中心，边界不清
C. 经飞沫传播
D. 患病后可获持久免疫
E. 易并发中耳炎

16. 对流行性腮腺炎腮肿的护理，以下**不合适**的是
A. 可进食水果、果汁
B. 肿胀处可冷敷
C. 腺肿处可用醋调青黛散外敷
D. 用温盐水漱口，保持口腔清洁
E. 宜进易消化和清淡的软食

17. 手足口病最常见的病原体是
A. 肠道病毒 71 型
B. 柯萨奇 B 组
C. 轮状病毒
D. 腺病毒
E. 单纯疱疹病毒

18. 手足口病的潜伏期通常为
A. 1 天
B. 2～10 天
C. 11～15 天
D. 16～21 天
E. 22～28 天

19. 手足口病常见的传播途径可以是
A. 消化道传播
B. 虫媒传播
C. 血液传播
D. 母婴传播
E. 垂直传播

20. 异烟肼的副作用是
A. 第Ⅷ对脑神经损害
B. 球后视神经炎
C. 血小板下降
D. 周围神经炎，肝功损害
E. 尿酸血症

21. 引起猩红热的病原菌是
A. 金黄色葡萄球菌
B. 大肠埃希菌
C. 肺炎链球菌
D. A 组 β 溶血性链球菌
E. 柯萨奇病毒

22. 猩红热帕氏线常见的部位是
A. 面部
B. 头颈部
C. 腰腹部
D. 大腿外侧
E. 腋窝、肘窝

23. **不符合**猩红热的特点的是
A. 皮疹间皮肤正常
B. 口周苍白圈
C. 杨梅舌
D. 帕氏线
E. 脱皮后无色素沉着

24. 百日咳痉咳期主要临床特点是
A. 阵发性痉挛性咳嗽
B. 发热
C. 咳嗽日轻夜重
D. 白细胞数增高
E. 颈面部水肿

25. 百日咳患儿应隔离至
A. 从痉咳计算 3 周
B. 从痉咳计算 4 周
C. 从痉咳计算 5 周
D. 发病之日计算 5 周
E. 发病之日计算 6 周，

26. 关于百日咳的叙述**不正确**的是
A. 发病的 6 周内均具有传染性
B. 经呼吸道飞沫传播
C. 痉咳时有高调的鸡鸣样回声
D. 周围血象白细胞升高
E. 易并发喉炎

27. 确诊中毒性痢疾的依据是
A. 夏秋季急性起病，高热
B. 黏液脓血便
C. 腹泻、呕吐
D. 血压下降
E. 大便检查发现痢疾杆菌

28. 关于中毒性痢疾的特点除外的是

A. 全身中毒症状早于消化道症状
B. 腹痛明显
C. 突起高热、抽搐昏迷、休克和呼吸衰竭
D. 感染性休克为主要表现
E. 脑型可有剧烈头痛，呕吐、昏迷

29. 中毒性痢疾时的护理要点**不包括**
A. 观察生命体征
B. 用药前作大便培养
C. 防止肛门和直肠脱垂
D. 记录大便次数、性状
E. 做好抢救的准备

30. PPD 试验（+++）为
A. 硬结直径 20mm 以上
B. 红斑直径 20mm 以上
C. 硬结直径 10～20mm 以上
D. 红斑直径 15mm 以上
E. 红斑直径 20mm 以上伴水疱及局部坏死

31. 小儿受结核菌感染至 PPD 试验阳性的时间为
A. 2～4 周
B. 4～8 周
C. 8～10 周
D. 10～12 周
E. 12～16 周

32. 结核菌素试验阳性反应“+”是指
A. 注射局部发红
B. 局部有硬结
C. 硬结直径 5mm 以下
D. 硬结直径 5～9mm
E. 硬结直径 10～20mm

33. PPD 结果判断中，正确的是
A. 小儿 PPD 阳性表示体内有活动结核
B. 小儿 PPD 强阳性表示体内有活动结核
C. PPD 硬结 5mm 以上为强阳性
D. PPD 强阳性表示病情较重
E. PPD 强阳性表示曾接种过卡介苗

34. 1 岁小儿未接种过卡介苗，但 PPD 试验阳性则表示
A. 近 2～3 周内感染结核
B. 体内已有免疫力，不会再感染结核
C. 体内有活动结核
D. 受过结核菌感染，不一定有活动结核
E. 对结核无免疫力，不一定有活动结核

35. PPD 结果判断，以下正确的是
A. 硬结直径 5～9mm 为（－）
B. 硬结直径 10～19mm 为（+）
C. 硬结直径＞20mm 为（++）
D. 除硬结外，有水疱或局部坏死为（++++）
E. 硬结直径＞10mm 为强阳性

36. 结核自然感染，PPD 阳性反应的特点，**不包括**在内的是
A. 硬结质地硬，颜色深
B. 反应持续时间可达 4～5 天
C. 硬结消退后留有色素沉着及脱屑
D. 硬结直径多在 10～15mm 以上
E. 自然感染后 PPD 阳性持续 2～3 年消失

37. 下列**不属于**小儿结核病活动性参考指标的是
A. 血红细胞沉降率
B. 发热
C. PPD 强阳性
D. 痰中找到结核菌
E. 胸部 X 线片显示钙化灶

38. 小儿时期的结核病，最多见的类型是
A. 原发型肺结核
B. 结核隐性感染
C. 支气管淋巴结核
D. 粟粒性肺结核
E. 结核性脑膜炎

39. **不符合**原发型肺结核的临床特点

的是
A. 起病缓慢
B. 有结核中毒症状
C. 肺部体征明显
D. 肝脾大
E. 疱疹性结膜炎，皮肤结节性红斑
40. 小儿结核性脑膜炎中期，主要临床表现为
A. 颈项强直，克氏征阳性
B. 昏迷
C. 频繁惊厥
D. 神情淡漠
E. 发热，盗汗
41. 与结核性脑膜炎的预后**无关**的因素是
A. 治疗的早晚
B. 结核性脑膜炎的临床分期
C. 肺部有无结核病灶
D. 年龄大小
E. 结核菌对药物的敏感性
42. 小儿结核性脑膜炎进入晚期的特征是
A. 昏迷，半昏迷或强直性惊厥频繁发作
B. 脑膜刺激征
C. 脑神经受损
D. 腹壁反射消失
E. 偏瘫或肢体瘫痪
43. 预防小儿结核病的方法是
A. 及时发现患者
B. 隔离患者
C. 普种卡介苗
D. 隔离治疗患者及普种卡介苗
E. 对小儿进行预防性化疗
44. 诊断结核性脑膜炎最可靠的依据是
A. 脑脊液压力增高
B. 脑脊液外观呈毛玻璃样
C. 脑脊液放置 24 小时有薄膜形成
D. 脑脊液中找到结核杆菌
E. 脑脊液中糖和氯化物降低
45. 结核预防性化疗使用的药物是
A. 异烟肼
B. 利福平
C. 链霉素
D. 乙胺丁醇
E. 吡嗪酰胺

【A_2 型题】

1. 麻疹患儿皮疹消退后又高热持续、咳嗽加重、呼吸困难，出现了继发性肺炎，该患儿隔离期应当延长到
A. 出疹后 4 天
B. 出疹后 6 天
C. 出疹后 8 天
D. 出疹后 10 天
E. 出疹后 12 天
2. 儿科门诊一发热 3 天患儿，护士判断他是否患麻疹的最有价值的是
A. 颈部淋巴结肿大
B. 发热、呼吸道卡他症状及结膜充血
C. 口腔黏膜柯氏斑
D. 1 周前有麻疹接触史
E. 身上有皮疹
3. 患儿 2 岁，高热 4～5 天，1 天来全身出皮疹，为红色粟粒大小斑丘疹，疹间皮肤不充血，精神食欲差，伴有流涕畏光，咳嗽重，最可能的诊断是
A. 麻疹
B. 风疹
C. 幼儿急疹
D. 猩红热
E. 水痘
4. 某患儿因麻疹入院治疗。目前该患儿处于出疹期，体温 40.5℃。正确的护理措施是
A. 适当活动
B. 乙醇擦浴
C. 冰袋冷敷
D. 小量退热剂

E. 冷盐水灌肠

5. 3岁小儿，因水痘来院就诊。该患儿目前皮肤搔痒严重，护士可以采用的措施是
A. 局部涂5%冰片的炉甘石洗剂
B. 局部涂5%碳酸氢钠溶液
C. 局部涂2%龙胆紫溶液
D. 约束患儿四肢
E. 热水洗浴

6. 儿科病房出现一水痘患儿，此病房何时才能再收治新病人
A. 7天后
B. 14天后
C. 21天后
D. 28天后
E. 30天后

7. 患儿女，6岁，发热1天，全身出现斑疹、丘疹、疱疹和结痂，诊断为水痘，该患儿应隔离至
A. 出疹后5天
B. 出疹后10天
C. 部分皮疹结痂
D. 全部皮疹结痂
E. 全部皮疹消退，结痂脱落

8. 患儿男，5岁，腮腺逐渐肿大2天，皮肤和软组织水肿明显，张口、咀嚼，吃酸性食物时胀痛加剧，诊断为流行性腮腺炎的护理，以下正确的是
A. 可进食饼干、薯片等调节食欲
B. 禁温盐水漱口，防疼痛加重
C. 可吃水果和补充维生素C片
D. 腺肿处可用如意黄金散外敷
E. 肿胀处可热敷

9. 患儿男，14岁，在患流行性腮腺炎后出现一侧睾丸肿大、触痛，诊断为腮腺炎并发睾丸炎。针对该并发症，护士应当告诉家长的是
A. 女性患儿不发生生殖器官受损情况
B. 该并发症常发生在学龄期儿童
C. 睾丸炎可为双侧受累也可单侧受累
D. 睾丸炎多不影响生育功能
E. 睾丸炎多可引起睾丸萎缩

10. 男孩，6岁，发热4天，双侧腮腺以耳垂为中心肿大2天。体检；体温38.5℃，神志清，双侧腮腺3cm×4cm，有压痛，咽红，腮腺管口有红肿，心肺无异常，诊断为流行性腮腺炎。该病不常见的并发症是
A. 脑膜脑炎
B. 心肌炎
C. 胰腺炎
D. 中耳炎
E. 睾丸炎

11. 某学校班级中出现一名猩红热患儿，为保护班内其他易感人群，应当对此班进行医学观察
A. 14天
B. 10天
C. 7天
D. 5天
E. 3天

12. 3岁患儿，诊断为猩红热，为防止疾病传播，该患儿应隔离至
A. 体温正常
B. 症状消失
C. 青霉素治疗后10天
D. 咽拭子培养3次阴性后
E. 症状完全消失，咽拭子培养3次阴性后

13. 4岁患儿诊断为猩红热，目前皮肤弥漫性充血，上面分布针尖大小的丘疹，疹间无正常皮肤，则针对皮肤的正确护理措施是
A. 使用0.25%炉甘石洗剂涂擦
B. 脱皮时用消毒剪刀修剪皮肤
C. 使用消毒水浸泡衣物
D. 每日用肥皂水清洁皮肤
E. 使用生理盐水清洁皮肤

14. 患儿男，8岁。发热伴咽痛2天，体温达38.5℃，第3天耳后、颈部、腋下等处出现皮疹，并逐渐布满全身。神志清，患儿面颊潮红，口唇周围苍白，咽红，扁桃体肿大，全身红色细小丘疹，触之似沙纸感，疹间无正常皮肤，以手按压可出现苍白的手印。血常规：白细胞及中性粒细胞明显增高。该患儿易出现的并发症是
A. 肺炎
B. 睾丸炎
C. 脑炎
D. 急性肾小球性肾炎
E. 急性胰腺炎
15. 患儿，3岁，因结核性脑膜炎入院治疗。目前表现为精神呆滞、睡眠不安、双目凝视、喜哭、性格改变。该患儿正处于
A. 脑膜刺激征期
B. 昏迷期
C. 早期
D. 中期
E. 晚期
16. 6岁患儿，高热，面色苍白，四肢厥冷，有脓血便，诊断为中毒性菌痢，该患儿应隔离至
A. 便常规正常
B. 体温恢复正常
C. 病情稳定后一周
D. 便培养1次阴性
E. 症状消失或3次大便培养阴性
17. 患儿男，4岁，发热3周，入院后做PPD试验，护士给患儿皮内注射皮丘直径应为
A. 1～3mm
B. 3～5mm
C. 6～10mm
D. 10～12mm
E. 13～15mm
18. 患儿女，7岁，因发热20天入院，医生医嘱做PPD试验，护士观察PPD结果的时间是
A. 12小时
B. 12～24小时
C. 24～48小时
D. 48～72小时
E. 72小时后
19. 患儿男，3岁，近4天发热伴全身皮疹，诊断为麻疹，目前结核菌素试验阳性，该患儿应当进行
A. 短程疗法
B. 标准疗法
C. 强化治疗
D. 巩固治疗
E. 预防性化疗
20. 患儿女，5岁，诊断为原发型肺结核。正在抗结核治疗，其中已使用链霉素2周，护士需要监测患儿的
A. 视力
B. 听力
C. 肝功能
D. 血尿酸
E. 辨色力
21. 患儿女，2岁。低热2个月，伴有咳嗽，精神欠佳，食欲差，夜间多汗，体温38℃，颈部淋巴结肿大，质硬，无压痛，心、肺听诊无异常。最可能的疾病是
A. 传染性单核细胞增多症
B. 支气管肺炎
C. 亚急性坏死性淋巴结炎
D. 原发性肺结核
E. 支原体肺炎
22. 患儿4岁。诊断为原发型肺结核。服利福平治疗1个月后出现食欲下降，疲乏无力。巩膜稍黄染。此时应
A. 输新鲜全血
B. 加用利尿药物
C. 加用升白细胞药物

D. 利福平的正常反应，不必处理
E. 加用保肝药物，必要时改用其他抗结核药物

23. 8岁小儿，结核菌素试验结果硬结直径5mm，无结核病临床症状，其结果正确的解释是
A. 阴性，可能未受感染
B. 强阳性，提示活动病灶
C. 弱阳性，提示曾经感染
D. 中度阳性，提示有新感染灶
E. 阴性，可能处于结核变态反应初期

24. 某肾病综合征患儿近日检查发现结核菌素试验阳性，目前对其正确的处理是
A. 预防性化疗
B. 标准疗法
C. 强化治疗
D. 巩固治疗
E. 短程疗法

25. 患儿2岁 因3周来发热、头痛、呕吐，精神不振，3天来头痛呕吐加剧，抽风1次并发现颈项发硬，以结核性脑膜炎入院治疗，该患儿做腰穿后查脑脊液的典型改变是
A. 外观透明或毛玻璃样
B. 白细胞升高
C. 白细胞分类以淋巴细胞为主
D. 糖和氯化物同时降低
E. 蛋白升高

【A_3/A_4 型题】

（1～3题共用题干）

患儿1.5岁，高热5天伴流涕、干咳、纳差；1天来全身出皮疹，为红色粟粒大小斑丘疹，疹间皮肤正常。

1. 患儿最可能的诊断是
A. 风疹
B. 麻疹
C. 水痘
D. 幼儿急疹
E. 猩红热

2. 该患儿适宜的护理措施为
A. 多喂开水和热汤
B. 用乙醇擦浴降温
C. 喝姜汤或用姜汤水擦身
D. 给予高脂高维生素的食物
E. 及时注射胎盘球蛋白

3. 该患儿应隔离至
A. 隔离到起病后1周
B. 隔离到出疹后5天
C. 隔离到出疹后1周
D. 隔离到疹退后5天
E. 隔离到疹退后14天

（4～6题共用题干）

患儿男，6月，阵发性痉咳3周，伴有鸡鸣样回声，日轻夜重，痰液黏稠，咳剧时伴有呕吐，白细胞升高

4. 该患儿可能的诊断是
A. 感染性喉炎
B. 毛细支气管炎
C. 支气管肺炎
D. 金黄色葡萄菌肺炎
E. 百日咳

5. 该患儿首优的护理诊断是
A. 有窒息的危险
B. 气体交换受损
C. 清理呼吸道无效
D. 营养失调
E. 潜在并发症：肺不张

6. 该患儿**不正确**的护理措施是
A. 为减少痉咳禁止拍背
B. 可雾化吸入
C. 夜间剧咳时可用镇咳剂
D. 密切观察病情
E. 给予易消化的饮食

（7～9题共用题干）

患儿男，3岁，因2周来发热、头痛、

呕吐，精神不振，2天来头痛呕吐加剧，惊厥1次并发现颈项发硬而入院治疗，半年前患原发性肺结核，曾服异烟肼3个月，症状好转后，家长自行停药，查体：嗜睡，颈强直，心肺（一），脑膜刺激征（+）

7. 该患儿的临床诊断是
   A. 原发型肺结核
   B. 结核隐性感染
   C. 支气管淋巴结核
   D. 结核性脑膜炎
   E. 粟粒性肺结核
8. 该患儿的合适的治疗是
   A. 观察病情3个月
   B. 给予预防性抗结核治疗6～12个月
   C. 给予结核短程疗法
   D. 给予结核标准疗法
   E. 给予抗结核两阶段疗法
9. 该患儿的首优护理诊断是
   A. 潜在的并发症：颅内高压症
   B. 有窒息的危险
   C. 有受伤的危险
   D. 有皮肤完整性受损的危险
   E. 营养失调

（10～11题共用题干）

男性患儿，7岁，因1个月来持续低热、消瘦、食欲不振、疲乏来院就诊。

10. 对该患儿行结核菌素试验检查，其结果为结节红硬，直径23mm。判定为
    A. 阴性
    B. 弱阳性
    C. 中等阳性
    D. 强阳性
    E. 极强阳性
11. 该患儿经检查确诊为原发性肺结核，使用异烟肼、利福平和乙胺丁醇治疗，疗程9个月。此时护士除了需要监测患儿视力、视野及辨色能力还应当监测
    A. 听力
    B. 肝功能
    C. 血尿酸
    D. 前庭功能
    E. 血尿素氮

【B型题】

（1～3题备选答案）

A. 幼儿麻疹
B. 麻疹
C. 风疹
D. 水痘
E. 猩红热

1. 发热，皮疹伴杨梅舌及扁桃体炎
2. 发热3～4天出疹，疹间皮肤正常，出疹期热更高
3. 斑疹、丘疹、水疱、结痂同时存在

（4～6题备选答案）

A. 麻疹
B. 风疹
C. 幼儿急疹
D. 猩红热
E. 肠道病毒感染

4. 退疹后有色素沉着
5. 退疹1周后手足大片脱皮
6. 皮肤弥漫充血，上有密集针尖大小丘疹

（7～8题备选答案）

A. 经粪-口传播
B. 经飞沫传播
C. 经飞沫或接触传播
D. 经蚊虫传播
E. 经血液传播

7. 水痘
8. 中毒性菌痢

（9～11 题备选答案）
A. 听神经损害
B. 肝损害
C. 视神经炎
D. 胃肠道反应
E. 骨髓抑制
9. 乙胺丁醇
10. 链霉素的毒性反应
11. 利福平的毒性反应

（12～14 题备选答案）
A. PPD 试验（+）
B. PPD 试验（++）
C. PPD 试验（+++）
D. PPD 试验（++++）
E. PPD 试验（−）
12. 硬结直径 5～9mm
13. 硬结直径 10～19mm
14. 硬结直径＞20mm

（15～16 题备选答案）
A. 利福平
B. 氨硫脲
C. 吡嗪酰胺
D. 乙胺丁醇
E. 乙硫异烟胺
15. 属于半效杀菌药物的是
16. 属于全效杀菌药物的是

四、简答题

1. 对麻疹患儿高热的护理有什么特点？
2. 护理麻疹患儿如何注意避免继发感染？
3. 流行性腮腺炎可以发生哪些并发症？
4. 试述机体感染结核菌后产生的变态反应与免疫的关系。
5. 如何预防小儿结核病？
6. 结核预防性化疗的适应证是什么？
7. 护士如何给结核性脑膜炎好转的患儿做出院指导。
8. 试述小儿结核病化疗的原则。

参考答案

一、名词解释

1. 麻疹黏膜斑（柯氏斑）：在麻疹前驱期发热 2～3 天后，在下磨牙相对应的颊黏膜上，可见散在小沙粒状黄白色小点，周围有红晕，为麻疹特征性黏膜斑。此斑持续仅 1～2 天即完全消失，但黏膜粗糙充血可持续数日。

2. （猩红热）帕氏线：猩红热患者出疹期在皮肤皱褶处，因皮疹密集或因摩擦出血而呈紫色线状，称帕氏线。

3. （猩红热）杨梅舌：猩红热前驱期 2～3 天后，舌苔脱落，舌面光滑，呈绛红色，舌乳头突出，称为杨梅舌。

4. 原发型肺结核：是结核菌初次进入肺部后发生的原发感染，是小儿结核病的主要类型。原发型肺结核包括原发综合征和支气管淋巴结核，及两者之间的淋巴管炎。原发病灶吸收较快，预后一般较好，但其残留淋巴结内病灶多为以后严重肺结核的根源。

二、填空题

1. 呼吸道传播　昆虫媒介传播　胃肠道传播
2. 控制传染病源　切断传播途径　保护易感人群
3. 麻疹病人
4. 2～3天　5天　10天
5. 6
6. A组β溶血性链球菌
7. 风湿病　肾小球肾炎
8. 物理
9. 红霉素
10. 肺部原发病灶　支气管淋巴结病灶　两者之间的淋巴管炎
11. 未受过结核菌感染　初次感染后4～8周内机体免疫受抑制　结核菌素效价不足或技术误差
12. 早期治疗　适宜剂量　联合用药　规律用药　坚持全程　分段治疗
13. 异烟肼　10mg/kg　6～9个月
14. 强化治疗阶段　巩固治疗阶段
15. 糖　氯化物

三、选择题

A_1 型题

1. E	2. A	3. D	4. C	5. B	6. C	7. C	8. C
9. D	10. C	11. B	12. B	13. E	14. B	15. E	16. A
17. A	18. B	19. A	20. D	21. D	22. E	23. A	24. A
25. B	26. E	27. E	28. B	29. C	30. A	31. B	32. D
33. B	34. C	35. D	36. E	37. E	38. A	39. C	40. A
41. C	42. A	43. D	44. D	45. A			

A_2 型题

1. D	2. C	3. A	4. D	5. B	6. C	7. D	8. D
9. D	10. D	11. C	12. E	13. B	14. D	15. C	16. E
17. C	18. D	19. E	20. B	21. D	22. E	23. C	24. A
25. A	26C						

A_3/A_4 型题

1. B	2. A	3. B	4. E	5. A	6. A	7. D	8. E
9. A	10. D	11. B					

B_1 型题

1. E	2. B	3. D	4. A	5. D	6. D	7. C	8. A
9. C	10. A	11. B	12. A	13. B	14. C	15. C	16. A

四、问答题

1. 麻疹患儿高热的护理与其他热病不同，处理高热时需兼顾透疹，不宜用药物及物理方法强行降温，尤其禁用冷敷，以免皮肤血管舒收缩，而致末梢血管循环障碍，使皮疹不易透发或中途收没。如体温升至40℃以上时，可用少量退热药，使体温稍降以免惊厥。

2. 护理麻疹预防继发感染包括以下几方面：①保持皮肤清洁，勤换内衣；②进行口腔护理，保持口腔清洁，如发生口腔炎时可用2％硼酸液洗漱口腔，如口腔有恶臭疑为厌氧菌感染，应用3％双氧水清洗，溃疡处涂以锡类散、青黛等；③眼睛分泌物多时，应避免强光刺激，并用盐水洗净，滴以0.25％氯霉素眼药水或涂金霉素眼膏。口服鱼肝油以防角膜干燥和感染溃疡；④保持鼻腔清洁和通畅，鼻孔周围糜烂可涂以抗生素软膏；⑤耳部防止眼泪及呕吐物流入耳道，如发生中耳炎，可用3％双氧水清洗耳道后滴入氯霉素甘油或酚甘油；⑥病室环境清洁，保持空气清新，室温18～22℃，湿度50％～60％；⑦保持呼吸道通畅，翻身拍背，协助排痰。

3. 流行性腮腺炎的并发症常见的有：①脑膜脑炎；②急性胰腺炎；③睾丸炎附睾炎；④卵巢炎；⑤其他：可合并心肌炎、肾炎、乳腺炎、甲状腺炎、关节炎、血小板减少性紫癜、听力丧失、视乳头炎、角膜炎等。

4. 目前大多认为变态反应和免疫是同一细胞免疫过程的两种不同表现。当病灶中结核菌不多时，易被激活的巨噬细胞消灭殆尽，表现为细胞免疫，这对机体是有利的。变态反应对机体并不总是有利的，这与反应强度有关：①变态反应弱时，如细胞免疫缺陷病，结核病的发病较多，且病情较严重，死亡率亦高；②变态反应为中等强度时，则可使病变局限；③变态反应过分强烈时，如病灶内结核菌多且毒力大，则表现为干酪坏死，有时反可为结核病的播散创造条件，这对机体是不利的。

5. 预防小儿结核病，必须做到：

（1）控制传染源：早期发现和合理治疗结核菌涂片阳性的病人是预防小儿结核病的根本措施。对结核菌涂片阳性患者，也要进行家庭隔离。

（2）普及卡介苗接种：卡介苗接种是预防小儿结核病的有效措施。必须普及新生儿卡介苗接种。

（3）对有预防性化疗适应证的小儿进行预化性化疗.

6. 结核预防性化疗的适应证是：①小于3岁婴幼儿未接种卡介苗而结素试验阳性者；②与开放性肺结核病人密切接触者；③未种过卡介苗小儿，结核菌素由阴性转为阳性者；④结核菌素PPD试验呈强阳性者；⑤结核菌素PPD试验阳性伴结核中毒症状者；⑥结核菌素PPD试验阳性，新患麻疹或百日咳小儿；⑦结核菌素PPD试验阳性小儿需较长期使用肾上腺皮质激素或其他免疫抑制剂者。

7. 结脑病程长和治疗时间长，病情好转出院后，护士应予以下列家庭护理指导：

（1）要有长期治疗的思想准备，坚持全程和合理用药。

（2）做好病情和药物毒副作用的观察，定期门诊复查，防止复发。

（3）为患儿制订良好的生活制度，保证休息时间，适当地进行户外活动。注意饮食供给充足的营养。

（4）避免继续与开放性结核病人接触，以防重复感染。积极预防和治疗各种急性传染病。

（5）部分留有后遗症的患儿，对瘫痪肢体可进行理疗、被动活动等功能锻炼，帮助肢体功能恢复，防止肌挛缩。对失语和智力低下者，应进行语言训练和适当教育。

8. 结核病化疗的原则是：①早期治疗；②适宜剂量；③联合用药；④规律用药；⑤坚

持全程；⑥分段治疗。早期、规律很重要，因此时对药物敏感，治愈率高。联合用药可选用具有协同作用且副作用较少的药物，且能保证疗效和延缓产生耐药性。适量、全程用药能有效地减少复发。

（梁　爽）

第二十章 重症和急救

强化练习题

一、名词解释

1. 有机磷中毒　2. 颅内压增高　3. 小脑幕切迹疝　4. 惊厥持续状态
5. 急性呼吸衰竭　6. 心跳呼吸骤停

二、填空题

1. 毒物进入身体的途径包括经__________、__________、__________。

2. 食入性中毒应采取__________、__________、__________和__________等措施以消除和减少毒物的吸收。

3. 颅内压增高的病因以__________、__________、__________和__________最多见，其余尚有脑血管疾病及各种原因所致的脑病等。

4. 中枢性呼吸衰竭的病因主要是：__________、__________、__________。

5. 二氧化碳潴留可引起脑血管__________和导致__________。

6. 颅压高时控制性过度通气是为了降低 $PaCO_2$，使脑血管__________，脑血流__________，从而使颅压__________。

7. 小儿发生气道异物后，紧急抢救处理的方法主要有__________、__________和__________。

三、选择题

【A_1 型题】

1. 患儿错服药物中毒入院，表现为面色潮红、发热、皮肤干、口干、瞳孔散大、心率快，最可能是哪种药物中毒
   A. 有机磷
   B. 阿托品
   C. 苦杏仁
   D. 安眠药
   E. 洋地黄

2. 患儿急性中毒，来院时意识模糊，恶心呕吐，吐出物和呼出气体有大蒜味；瞳孔缩小，流涎，大汗，呼吸急促，心率快，最大可能为下列哪种中毒
   A. 有机磷
   B. 阿托品
   C. 亚硝酸盐
   D. 安眠药
   E. 苦杏仁

3. 食入性中毒一般毒物吞入后可采用催吐的时间是
   A. 1～2 小时
   B. 2～3 小时
   C. 4～6 小时
   D. 7～8 小时
   E. 10～12 小时

4. 食入性中毒，一般毒物吞入几小时内可采用洗胃

A. 1～2 小时
B. 4～6 小时
C. 6～7 小时
D. 7～8 小时
E. 9～10 小时

5. 食入性中毒，一般毒物吞入几小时以上可采用导泻
A. 4 小时
B. 5 小时
C. 6 小时
D. 8 小时
E. 10 小时

6. 食入性中毒，当毒物明确者采用中和方法，如吞入强酸毒物时可服
A. 镁乳、氢氧化铝凝胶等
B. 镁乳、食醋等
C. 食醋
D. 果子汁
E. 苏打水

7. 食入性中毒当毒物明确者采用中和方法，如吞入强碱毒物时可服
A. 镁乳、氢氧化铝凝胶等
B. 镁乳、食醋等
C. 果子汁、氢氧化铝凝胶等
D. 食醋、稀释醋酸等
E. 苏打水

8. 小儿急性中毒时，在下列情况下**禁忌**洗胃的是
A. 毒物不明者
B. 毒物进入未超过 4～6 小时
C. 强腐蚀性毒物摄入者
D. 病人已进入昏迷
E. 毒物进入超过 4～6 小时

9. 皮肤接触中毒时以下急救处理**错误**的是
A. 立即脱去污染衣物
B. 用清水冲洗皮肤
C. 有机磷中毒者，用 3%～5%碳酸氢钠溶液反复冲洗
D. 必要时用阿托品或碘解磷定解毒
E. 碱中毒者用弱酸性溶液反复冲洗

10. 对口服毒物不明的中毒病人，洗胃液宜采用
A. 温盐水
B. 1∶5000 高锰酸钾
C. 20g/L 鞣酸
D. 20g/L 碳酸氢钠
E. 茶叶水

11. 以下症状体征属小脑幕切迹疝表现的是
A. 两侧瞳孔不等大
B. 痛觉过敏
C. 咳嗽，气促
D. 不能平卧
E. 吐泡沫样痰

12. 以下几项病变可引起中枢性呼吸衰竭的是
A. 心力衰竭
B. 氮质血症
C. 颅脑外伤
D. 急性喉炎
E. 支气管哮喘

13. 以下几项病变可引起周围性呼吸衰竭的是
A. 脑肿瘤
B. 支气管肺炎
C. 败血症中毒性脑病
D. 一氧化碳中毒
E. 化脓性脑膜炎

14. 控制性通气用人工呼吸机增加通气量降低 $PaCO_2$ 可使
A. 脑血管扩张
B. 脑血流增加
C. 颅内压增高
D. 对颅内压无影响
E. 脑血流下降减低颅内压

15. 以下几种情况应使用呼吸兴奋剂的是
A. 呼吸道梗阻或分泌物潴留
B. 严重广泛肺部病变

C. 神经肌肉疾病者
D. 呼吸道通畅，呼吸表浅、不规则
E. 长期哮喘致呼吸肌疲劳

16. 颅内压增高的表现**不包括**
A. 意识障碍
B. 呕吐
C. 呼吸不规则
D. 四肢肌张力升高
E. 血压下降

17. 为降低颅压而进行的处理**不包括**
A. 脱水疗法
B. 激素治疗
C. 侧脑室引流
D. 控制性降低通气
E. 低温亚冬眠疗法

18. 婴幼儿最常见的惊厥原因是
A. 癫痫
B. 高热惊厥
C. 脑炎、脑膜炎
D. 感染中毒性脑病
E. 低血糖

19. 惊厥持续状态是指惊厥发作的时间
A. >15 分钟
B. >20 分钟
C. >30 分钟
D. >40 分钟
E. >60 分钟

20. 婴儿胸外按压操作时，以下**错误**的是
A. 按压左锁骨中线第 5 肋间心尖部
B. 背部垫硬板
C. 按压时使胸骨下陷胸廓厚度的 1/3～1/2
D. 用单手按压
E. 按压频率 100 次/分以上

21. 对使用甘露醇脱水治疗的患儿的护理措施**不包括**
A. 气温低时要先加温使结晶溶解
B. 每次剂量 0.5～1g/kg
C. 静注不溢出血管外，以免组织坏死
D. 缓慢静点以免加重心脏负担
E. 作用可维持 3～8 小时，必要时可重复

22. 婴儿颅内压增高头部体征主要是
A. 烦躁或嗜睡
B. 频繁喷射性呕吐
C. 前囟张力增高
D. 肌张力增高
E. 惊厥

23. 以下几项**不符合**急性呼吸衰竭表现的是
A. 发绀
B. 烦躁不安
C. 心率加快
D. PaO_2 65mmHg
E. 恶心、纳差

24. 以下几种情况应使用呼吸兴奋剂的是
A. 呼吸道梗阻或分泌物潴留
B. 严重广泛肺部病变
C. 神经肌肉疾病者
D. 长期哮喘致呼吸肌疲劳
E. 呼吸表浅、不规则

25. 惊厥时以下处理措施，**不合适**的是
A. 可针刺人中、合谷
B. 可注射地西泮
C. 清理呼吸道分泌物
D. 按压四肢，以免碰伤
E. 加床围，防止坠床

26. 下列哪项**不是**诊断小儿呼吸心跳骤停的依据
A. 心跳呼吸停止
B. 颈动脉、股动脉搏动消失
C. 意识突然丧失
D. 血压测不到
E. 瞳孔缩小

【A_2 型题】

1. 患儿，女，2 岁半。因半天来发热、

咽痛来院就诊，在候诊量体温时突发惊厥，全身抽搐。护士首先应给患儿

A. 平卧位侧位，解开衣领

B. 吸氧

C. 注射止惊药

D. 密切观察病情

E. 将舌向外轻轻牵拉

2. 患儿，男，11 个月。今日晨起发烧伴有咳嗽，即来院就诊，在路途中，小儿突然发生惊厥，持续约 2～3 分钟，自行缓解。门诊检查：神清 T 39.5℃，咽红，两肺（一）心律齐，心率 130 次/分，腹软，肝脾未及，神经系统未见异常。该患儿惊厥的原因中最可能是

A. 脑膜炎早期

B. 癫痫发作

C. 脑炎

D. 高热惊厥

E. 婴儿手足搐搦

3. 患儿女，4 岁，患急性多发性神经根神经炎入院今日突然呼吸困难，并点头样呼吸，面部青紫，需立即急救，采取下列哪种方法最适当

A. 洛贝林

B. 可拉明

C. 气管插管

D. 气管切开

E. 口对口呼吸

4. 患儿，男，8 个月，因肺炎合并心力衰竭入院，今晨突然呼吸困难加重，点头样呼吸，心音低钝，随之呼吸心跳骤停，下列项措施应首先施行的是

A. 清除呼吸道分泌物

B. 口对口人工呼吸

C. 胸外心脏按压

D. 由静脉或气管内注射复苏药物

E. 测体温

5. 男孩，7 岁，于 2 小时前口服“农药”（药名不详）10ml 而急诊来院就诊，检查：意识模糊，呼气有蒜臭味，血压及脉搏正常，瞳孔 3mm，心肺正常。正确的洗胃操作是

A. 取坐位洗胃

B. 插胃管后先抽后灌洗

C. 用 2%碳酸氢钠溶液洗胃

D. 每次灌入洗胃液 1000ml 以上

E. 洗胃液总量不得超过 5000ml

6. 一位因颅内压升高入院的患儿，已出现两侧瞳孔大小不等，此时正确的体位是

A. 俯卧位

B. 平卧位

C. 头低脚高位

D. 头肩抬高 25°

E. 平卧，头偏向一侧

7. 患儿，男，2 岁，因高烧 3 天，昏迷 1 天入院诊为病毒脑炎，护士在监护患儿检查：T39℃，P 100 次/分，BP120/80mmHg，颈强直，两侧瞳孔对称性缩小，呼吸节律不齐，护士判断发生了

A. 急性呼吸衰竭

B. 颅内压增高

C. 急性心力衰竭

D. 枕骨大孔疝

E. 小脑幕切迹疝

8. 患儿 5 岁，因 1 天来发热、头痛、喷射性呕吐入院医生给予侧卧位腰穿测压和检查脑脊液，诊断为化脓性脑膜炎。护士估计该患儿的脑脊液压力应是

A. 30～80mmH$_2$O

B. 70～120mmH$_2$O

C. 100～150mmH$_2$O

D. ≥160 mmH$_2$O

E. ≥200 mmH$_2$O

9. 3 岁小儿在玩时，不慎将纽扣误吸进入气管，急诊入院，治疗小儿气管与支气管异物有效的治疗方法是

A. 拍背
B. 将小儿倒立
C. 刺激咽部
D. 给腹部加压
E. 内镜下取出异物

10. 4 岁小儿在进食花生时，因说笑不慎将异物误吸进入气管即发生剧烈呛咳，入院后采用全麻后支气管镜检查及取出术，此时应告知家长术前需禁食
A. 1～2 小时
B. 3～5 小时
C. 6～8 小时
D. 8～10 小时
E. 10～11 小时

11. 3 岁小儿不慎将异物误吸进入气管后入院行全麻后支气管镜下取出异物，为避免麻醉后呛咳反应减弱使食物误人气管，护士应告知家长术后应禁食
A. 2 小时
B. 4 小时
C. 6 小时
D. 8 小时
E. 10 小时

【A_3/A_4 型题】

（1～3 题共同题干）

患儿，1 岁，半天来打喷嚏、发热，1 小时前突然抽搐持续 2 分钟。去医院途中惊止，神志清，体检：发育正常，体温 38.8℃，前囟已闭，咽充血，心、肺无异常，颈无抵抗。

1. 该患儿最可能是
A. 中枢神经系统感染
B. 败血症
C. 上呼吸道感染，高热惊厥
D. 婴儿手足搐搦症
E. 癫痫发作

2. 抗惊厥首选的药物是
A. 苯巴比妥钠
B. 苯妥英钠
C. 地西泮
D. 水合氯醛
E. 复方氯丙嗪

3. 下列哪项是高热惊厥的护理目标
A. 体温降至正常
B. 发作时不发生自伤和窒息
C. 不发生尿失禁
D. 无意识丧失可能
D. 不发生智力障碍

（4～6 题共同题干）

女，12 岁，来院时意识模糊，恶心呕吐 2 次，呕吐物为胃内容物，带大蒜臭味。查体：体温 37℃，呼吸 28 次/分，血压 100/60mmHg，呼之不应，面色苍白，手足抽动，皮肤及四肢湿冷，流涎，瞳孔针尖大小，等圆。

4. 最可能的诊断是
A. 阿托品中毒
B. 安眠药中毒
C. 亚硝酸中毒
D. 有机磷中毒
E. 洋地黄中毒

5. 洗胃时间最好不要超过服毒后
A. 2～ 3 小时
B. 4～6 小时
C. 8 小时
D. 10 小时
E. 12 小时

6. 有机磷中毒出现呼吸循环衰竭的首要治疗措施是
A. 吸氧
B. 呼吸中枢兴奋剂静脉注射
C. 强心剂静脉注射
D. 阿托品静脉注射
E. 胆碱脂酶复能剂静脉注射

（7～9 题共同题干）

患儿，女，4 岁。因高烧 4 天，昏迷 1

天入院诊为病毒脑炎，护士在监护患儿检查：T39.6℃，P92 次/分，BP124/80mmHg，颈强直，两侧瞳孔不等大，对光反射弱。

7. 护士判断该患儿发生了
 A. 急性呼吸衰竭
 B. 颅内压增高
 C. 急性心力衰竭
 D. 枕骨大孔疝
 E. 小脑幕切迹疝
8. 此时应给予的紧急处理是
 A. 吸氧
 B. 给予呼吸兴奋剂
 C. 静点甘露醇
 D. 静点抗生素
 E. 给予镇静剂
9. 这种药给药时的注意事项**不包括**
 A. 制剂内有结晶要加热融化
 B. 要防止渗出皮下
 C. 剂量为 1g/kg
 D. 应缓慢滴入，2 小时滴完
 E. 可 6 小时后重复使用

【B_1 型题】

（1～4 题共用备选答案）
 A. 呼吸表浅、双吸气
 B. 呼吸快，鼻翼扇动、三凹征
 C. 呼出气体有烂苹果味
 D. 吸气性呼吸困难
 E. 呼气性呼气困难
1. 周围性呼吸困难
2. 中枢性呼吸困难
3. 上呼吸道梗阻
4. 支气管哮喘

（5～7 题共用备选答案）
 A. 双瞳孔大小不等、对光反射消失
 B. 婴儿心率 180 次/分、肝肋下 3cm
 C. 心电图呈心室停搏
 D. 呼吸呈潮式呼吸
 E. 颈项强直、克氏征（+）
5. 充血性心力衰竭
6. 脑疝
7. 心跳呼吸骤停

四、简答题

1. 说明食入性急性中毒时洗胃的注意事项。
2. 颅内压增高时生命体征会有哪些变化？
3. 机械通气的指征是什么？
4. 停用呼吸机的指征是什么？
5. 心脏复苏成功的标志是什么？
6. 试述降颅压时甘露醇脱水治疗的护理要点。

参考答案

一、名词解释

1. 有机磷中毒：有机磷中毒指的是有机磷农药因某种途径进入体内而发生的中毒。儿童对有机磷毒性较成人敏感，急性中毒时病情迅速恶化，常危及生命。若抢救及时可转危为安。

2. 颅内压增高：正常情况下，颅内脑实质、脑脊液和脑血流量保持相对恒定，当其中任何一种内容物的容积在一定范围内增加时，其余内容物容积则相应减少，以维持颅内压相对稳定。当其容积增加超过代偿范围时，则导致颅内压增高。

3. 小脑幕切迹疝：小脑幕切迹疝是因颅内高压致使颞叶海马钩回嵌入小脑幕裂隙所致，表现为：①两侧瞳孔大小不等是小脑幕切迹疝的特征；②意识障碍加深，常为深昏迷，表示脑疝首先压迫中脑；③单侧或双侧肢体瘫痪，表示中脑之一侧或双侧大脑脚的锥体束受压；④延髓受压时出现中枢性呼吸衰竭的症状。

4. 惊厥持续状态：如惊厥时间超过 30 分钟或两次发作间歇期意识不能完全恢复称惊厥持续状态。

5. 急性呼吸衰竭：是由于各种原因使呼吸中枢和（或）呼吸器官发生病变而引起呼吸功能（通气或换气）严重障碍，出现缺氧（低氧血症）、二氧化碳潴留（高碳酸血症）和呼吸性酸中毒。血气分析 PaO_2（动脉血氧分压）≤6.67kPa（50mmHg），$PaCO_2$（动脉血二氧化碳分压）≥6.67kPa（50mmHg）者称为呼吸衰竭。

6. 心跳呼吸骤停：表现为呼吸、心跳停止，意识丧失或抽搐，脉搏消失，血压测不出。心电图示心动极缓——停搏型或心室纤颤，此时患儿面临死亡，如及时抢救，往往可起死还生。

二、填空题

1. 消化道　皮肤接触　呼吸道
2. 催吐　洗胃　导泻　洗肠
3. 感染　脑缺氧　颅内肿瘤　颅内出血
4. 中枢神经系统感染或损伤　脑水肿　中毒
5. 扩张　颅内压增高
6. 收缩　减少　下降
7. 拍背法　催吐法　挤压胃部法

三、选择题

A_1 型题

1. B　2. A　3. C　4. B　5. C　6. A　7. D　8. C
9. C　10. A　11. A　12. C　13. B　14. E　15. D　16. E
17. D　18. B　19. C　20. A　21. D　22. C　23. D　24. E
25. D　26. E

A_2 型题

1. A　2. D　3. C　4. C　5. B　6. B　7. D　8. E
9. E　10. C　11. B

A_3/A_4 型题

1. C　2. C　3. B　4. D　5. B　6. D　7. E　8. C
9. D

B_1 型题

1. B　2. A　3. D　4. E　5. B　6. A　7. C

【解析】

A_1 型题

26. 呼吸心跳骤停后，瞳孔是逐渐散大的。

A_2 型题

6. 急性颅内高压患儿，已出现两侧瞳孔大小不等，说明已发生脑疝，应以平卧为宜，但要保持气道通。

四、简答题

1. 食入性急性中毒时，洗胃适用于毒物吞入后 4～6 小时以内。毒物不明时，可先用温开水洗胃。毒物明确者采用中和方法，吞入强酸毒物时可服弱碱类，如镁乳、氢氧化铝凝胶等，吞入强碱毒物时可服弱酸类，如食醋、果子汁等。牛奶、豆浆和蛋清等也能对强酸和强碱中毒起中和作用，且能保护胃黏膜。吞入腐蚀性毒物时禁止洗胃。

2. 颅内压增高时生命体征可出现下列变化：①当延髓血管运动中枢受刺激时表现为血压增高、脉搏减慢；②当延髓呼吸中枢受到损害时，呼吸开始加快，严重时呼吸节律不整甚至暂停；③当下丘脑体温调节中枢受累时可致高热。

3. 机械通气的指征是：①经综合治疗后病情加重；②急性呼吸衰竭，$PaCO_2$＞8.0kPa（60mmHg），pH＜7.3，经治疗无效；③吸入纯氧时 PaO_2＜6.65kPa；④呼吸骤停或即将停止；⑤新生儿呼吸暂停＞20s，经内科治疗仍反复发作。

4. 停用呼吸机指征是：①原发病已基本治愈或控制；②呼吸系统功能已稳定，能够维持气道通畅和保证有效通气；③循环和中枢神经功能稳定；④吸入氧气浓度＜40％时，PaO_2＞6.65～8kPa（50～60mmHg）；⑤在 IMV 等辅助通气条件下，能以较低的通气条件维持血气正常。

5. 心脏复苏成功的标志为：①扪及大动脉搏动，测得血压＞8kPa（60mmHg）；②听到心音，心律失常转为窦性心律；③瞳孔收缩，这是组织灌流量和氧供给量足够的最早指征；④口唇、甲床颜色转红；⑤肌张力恢复或有不自主运动。

6. 使用甘露醇时要注意：①在气温低时先要加温使结晶溶解后使用；②注射时应在 15～30 分钟内快速静脉滴入或推注，因速度太慢会影响疗效；③注射时一定要避免药液漏出血管外，以免引起组织坏死。

（洪黛玲）

模拟试卷

第一套模拟试卷

一、名词解释（每题3分，共15分）

1. 新生儿期 2. 中性温度 3. 骨髓外造血 4. 等渗性脱水
5. 惊厥持续状态

二、填空题（每空1分，共10分）

1. 婴儿能从母体获得的免疫球蛋白是________，婴儿易患呼吸道和胃肠道感染是由于缺少免疫球蛋白________。
2. 幼年特发性关节炎分为：________、多关节型和________三型。
3. 乳牙共________个，自出生后________～________个月开始萌出。
4. 婴儿生后________个月学会独坐，________个月学会爬行。
5. 新生儿受寒时的重要产热途径是靠________脂肪产热。

三、选择题（每题1分，共40分）

1. 婴儿对某些传染病有一定的抵抗力，主要是通过胎盘从母体中获得
   A. IgA
   B. SIgA
   C. IgE
   D. IgG
   E. IgM
2. 符合生长发育基本规律的是
   A. 生长发育匀速进行
   B. 神经系统发育领先
   C. 远心端优先发育
   D. 学龄期身体发育最迅速
   E. 青春期个体差异不明显
3. 小儿先能抬头后能坐，之后能走是遵循了下列哪项发育顺序
   A. 由上到下的顺序
   B. 由近到远的顺序
   C. 由粗到细的顺序
   D. 由低级到高级的顺序
   E. 由简单到复杂的顺序
4. 新生儿视觉的清晰范围为
   A. 5～10cm
   B. 10～15cm
   C. 15～20cm
   D. 20～30cm
   E. 30～60cm
5. 正常小儿，体重8kg，身长68cm，前囟1cm，有乳牙3颗。其可能达到的发育水平是
   A. 会爬
   B. 会走
   C. 会说再见
   D. 会说自己的名字
   E. 会自己进食
6. 婴儿每日每公斤体重所需的热量为
   A. 100kcal

B. 110kcal
C. 120kcal
D. 130kcal
E. 140kcal

7. 符合母乳特点的是
A. 蛋白质总量高
B. 白蛋白少
C. 含饱和脂肪酸的脂肪高
D. 乳糖量少
E. 钙磷比例适当

8. 按计划免疫程序 6 个月婴儿已接种过的免疫制剂是
A. 卡介苗、乙肝疫苗、百白破三联制剂、麻疹疫苗
B. 卡介苗、脊髓灰质炎疫苗、麻疹疫苗、百白破三联疫苗
C. 乙肝疫苗、百白破三联疫苗、乙脑疫苗、脊髓灰质炎疫苗
D. 卡介苗、百白破三联疫苗、麻疹疫苗、乙脑疫苗
E. 卡介苗、乙肝疫苗、脊髓灰质炎疫苗、百白破三联疫苗

9. 新生儿使用以下哪种药物会产生“灰婴综合征”
A. 地西泮
B. 氯霉素
C. 青霉素
D. 水合氯醛
E. 庆大霉素

10. 人体维生素 D 的主要来源是
A. 乳类中的维生素 D
B. 蛋黄中的维生素 D
C. 猪肝中的维生素 D
D. 植物中的维生素
E. 皮肤中的 7-脱氢胆固醇

11. 3 岁半小儿，体检见鸡胸及轻度“X”形腿，血钙及血磷正常。正确的诊断为
A. 佝偻病初期
B. 佝偻病激期
C. 佝偻病恢复期
D. 佝偻病后遗症期
E. 软骨营养不良

12. 患儿，男，6 岁，诊断为锌缺乏症。护士建议其应多摄入的食物为
A. 蔬菜
B. 海带
C. 柑橘
D. 鱼、肉
E. 玉米

13. 腹泻脱水患儿补液后排尿，此时输液瓶中尚有不含钾液体 200ml，此液体中最多可加入 10%氯化钾多少毫升
A. 4ml
B. 6ml
C. 8ml
D. 10ml
E. 12ml

14. 人乳喂养儿的粪便
A. 深绿色、黏稠、无臭味
B. 金黄色、糊状、无臭味，每日2～4 次
C. 淡黄色、较干、有臭味，每日1～2 次
D. 褐色半成形
E. 稀水奶瓣、蛋花汤样

15. 下面哪项是小儿风湿热最主要的危害
A. 高热
B. 环形红斑
C. 舞蹈病
D. 心脏炎
E. 关节炎

16. 幼年特发性关节病合并眼部病变最常见的是
A. 结膜炎
B. 虹膜睫状体炎
C. 巩膜炎
D. 角膜软化

E. 黄斑变性

17. 急性风湿热时不受累及的器官是
A. 心脏
B. 关节
C. 神经系统
D. 皮肤
E. 肾

18. 服用甲状腺素片治疗甲状腺功能减退症，正确的方法是
A. 终身服药
B. 服至青春期开始停药
C. 服至青春期后停药
D. 临床症状消失后停药
E. 临床症状消失后继续服 1 个月

19. 小儿糖尿病的临床特征是
A. 多尿、多饮、多食，遗尿
B. 遗尿、多饮、多食，消瘦
C. 起病急，多尿、多饮、多食，遗尿、易并发感染
D. 起病急，多尿、多饮、多食、体重减轻
E. 缓慢起病、多饮、多尿、体重不增

20. 唐氏综合征的诊断最有价值的是
A. 特殊面容
B. 智能低下
C. 通贯手
D. 身材矮小
E. 染色体检查

21. 经昆虫为媒介传播的疾病为
A. 麻疹
B. 腮腺炎
C. 脊髓灰质炎
D. 流行性脑脊膜炎
E. 流行性乙型脑炎

22. 麻疹患儿具有传染性的时间是
A. 发病前 1 天至出疹后 1 天
B. 发病前 2～3 天至出疹后 5 天
C. 出疹至出疹后 3 天
D. 发热至出疹后 5 天
E. 发热至出疹后 7 天

23. 小儿时期的结核病，最多见的类型是
A. 原发型肺结核
B. 结核隐性感染
C. 支气管淋巴结核
D. 粟粒性肺结核
E. 结核性脑膜炎

24. 预防小儿结核病的方法是
A. 及时发现患者
B. 隔离患者
C. 普种卡介苗
D. 隔离治疗患者及普种卡介苗
E. 对小儿进行预防性化疗

25. 颅内压增高的表现**不包括**
A. 意识障碍
B. 呕吐
C. 呼吸不规则
D. 四肢肌张力升高
E. 血压下降

26. 为降低颅压而进行的处理**不包括**
A. 脱水疗法
B. 激素治疗
C. 侧脑室引流
D. 控制性降低通气
E. 低温亚冬眠疗法

27. 婴幼儿最常见的惊厥原因是
A. 癫痫
B. 高热惊厥
C. 脑炎、脑膜炎
D. 感染中毒性脑病
E. 低血糖

28. 患儿 5 岁，因 1 天来发热、头痛、喷射性呕吐入院，医生给予侧卧位腰穿测压和检查脑脊液，诊断为化脓性脑膜炎。护士估计该患儿的脑脊液压力应是
A. 30～80mmH_2O
B. 70～120mmH_2O
C. 100～150mmH_2O

D. ≥160mmH_2O
E. ≥200mmH_2O

29. 极低出生体重儿是指
A. 初生1小时内体重不足1000g的新生儿
B. 初生1小时内体重不足2000g的新生儿
C. 初生1小时内体重不足2500g的新生儿
D. 初生1小时内体重不足1500g的新生儿
E. 初生1小时内体重不足800g

30. 一胎龄37周的新生儿，出生体重2600g，其出生体重在同胎龄儿平均体重的15百分位，该新生儿是
A. 早产儿、大于胎龄儿够
B. 早产儿、适于胎龄儿
C. 足月儿、小于胎龄儿
D. 足月儿、适于胎龄儿
E. 足月儿、大于胎龄儿

31. 一胎龄33周的新生儿，体温29℃，腋-肛温差为负值，恢复正常体温的时间最好是在
A. 1～2小时
B. 4～6小时
C. 6～12小时
D. 12～24小时
E. 24～36小时

32. 足月新生儿，现出生6天。生后第3天出现皮肤黄染，无发热，精神状态好，心（—），脐（—），血清胆红素171μmol/L。正确的处理为
A. 光照疗法
B. 给予苯巴比妥
C. 输白蛋白
D. 应用抗生素
E. 暂不需要治疗

33. 患儿，1岁半，因腹泻3天，无尿6小时入院。目前经补液治疗后已排尿，护士遵医嘱给予继续补液400ml，该液体中最多可加入10%氯化钾
A. 6ml
B. 8ml
C. 10ml
D. 12ml
E. 14ml

34. 婴幼儿时期最常见的肺炎是
A. 间质性肺炎
B. 大叶性肺炎
C. 支气管肺炎
D. 干酪性肺炎
E. 吸入性肺炎

35. 肺炎患儿用鼻前庭导管给氧，氧流量和氧浓度应分别为
A. 0.5～1L/min，＜40%
B. 2～4L/min，＜50%
C. 5～6L/min，＜60%
D. 7～8L/min，＜70%
E. 9～10L/min，＜90%

36. 患儿，7岁，发热、咳嗽、咳痰6天，痰液黏稠，不易咳出。查体：T37.5℃，R24次/分，肺部听诊有少许湿啰音。以下哪项护理措施最恰当
A. 立即物理降温
B. 给予镇咳药
C. 面罩吸氧
D. 对患儿及家长进行健康指导
E. 超声雾化吸入吸痰

37. 动脉导管未闭患儿当肺动脉压力超过主动脉时出现的差异性发绀，指的是
A. 右上肢发绀
B. 左上肢发绀
C. 头面部发绀
D. 下半身发绀
E. 上半身发绀

38. 患儿，男，1岁半，诊断为法洛四联症，今早哭闹后突然昏厥、发紫加

重，应考虑为
A. 心律失常
B. 心力衰竭
C. 脑血栓
D. 缺氧发作
E. 脑膜炎

38. 治疗肾病综合征的首选药物是
A. 抗生素
B. 利尿剂
C. 冻干人血浆
D. 免疫调节剂
E. 糖皮质激素

39. 患儿，男，6 岁。因面部水肿 2 周，拟诊“肾病综合征”收住院，现患儿阴囊皮肤薄而透明，水肿明显。对其处理应是
A. 绝对卧床休息
B. 高蛋白饮食
C. 严格限制水的入量
D. 保持床铺清洁、柔软
E. 用丁字带托起阴囊，并保持干燥

40. 8 个月患儿，母乳喂养，未加辅食。近 2 个月面色苍白，食欲低下，经检查诊断为缺铁性贫血，拟用铁剂治疗，下列提法正确的是
A. 贫血纠正后即停铁剂
B. 不宜在两餐之间服用
C. 忌与维生素 C 同服
D. 与牛奶同服
E. 首选二价铁

四、问答题（每题 5 分，可选 4 题，共 20 分）

1. 比较足月新生儿及早产儿的外观特点。
2. 简述肾病综合征患儿预防感染的措施。
3. 简述判断小儿脱水程度的指标。
4. 简述判断风湿活动的指标。
5. 简述颅内压增高时生命体征的变化。

五、病例分析（共 15 分）

患儿，女，8 个月，咳嗽 2 天，有痰不能咳出，1 天来发烧 38～39℃，伴喘憋而入院。病后吃奶稍差，二便正常。查体：急性病容，呼吸急促，T 38.5℃，P 160 次/分，R 50 次/分，可见鼻翼扇动及三凹征，口周发绀，两肺布满中小水泡音、喘鸣音及痰鸣音，腹软，肝肋下 1cm，余正常，神经系统正常。实验室检查：Hb 115g/L，WBC 21×10^9/L。

（1）写出临床诊断（1 分）
（2）列出四项主要护理诊断（8 分）
（3）列出主要护理措施（6 分）

第一套模拟试卷答案

一、名词解释

1. 新生儿期：自胎儿娩出脐带结扎至生后28天。

2. 中性温度：系指能维持正常体温及皮肤温度的最适宜的环境温度。在此温度下，身体耗氧量最少，蒸发散热量最少，新陈代谢最低。

3. 骨髓外造血：在婴幼儿期，当发生感染性贫血或溶血性贫血时，肝、脾和淋巴结可适应需要恢复到胎儿时的造血状态，出现肝、脾、淋巴结肿大，同时外周血中可出现有核红细胞或（和）幼稚中性粒细胞。这是小儿造血器官的一种特殊反应，称为“骨髓外造血”。

4. 等渗性脱水：水和电解质成比例丢失，血清钠浓度130～150mmol/L，血浆渗透压正常。

5. 惊厥持续状态：如惊厥时间超过30分钟或两次发作间歇期意识不能完全恢复称为惊厥持续状态。

二、填空题

1. IgG　IgA
2. 全身型　少关节型
3. 20　4　10
4. 6　8
5. 棕色

三、选择题

A_1 型题

1. D	2. B	3. A	4. C	5. A	6. B	7. E	8. E
9. B	10. E	11. D	12. D	13. B	14. B	15. D	16. B
17. E	18. A	19. D	20. E	21. E	22. B	23. A	24. D
25. E	26. D	27. B	28. E	29. D	30. D	31. D	32. E
33. D	34. C	35. A	36. E	37. D	38. E	39. E	40. E

四、问答题

1. 比较足月新生儿及早产儿的外观特点

（1）足月儿：皮肤红润，胎毛少，耳郭（廓）软骨、乳房结节发育良好，指（趾）甲达到或超过指（趾）末端，四肢肌张力正常。男婴睾丸已降至阴囊，女婴大阴唇可覆盖小阴唇。

（2）早产儿：皮肤薄嫩，胎毛多，乳房结节小或无，头发少，耳郭软骨发育不成熟，指（趾）甲软，未达指（趾）末端。肌张力低下，足底纹理少。男婴睾丸未降至阴囊，女婴大阴唇不能覆盖小阴唇。

2. 肾病综合征患儿预防感染的措施：

保护性隔离

皮肤护理

阴囊水肿的护理

注意无菌操作，避免肌内注射

预防尿路感染

注意监测体温、血象

3. 判断小儿脱水程度的指标包括：

失水占体重的比例、精神状态、皮肤黏膜的弹性及干燥程度、前囟和眼窝、有无眼泪、口渴程度、尿量、四肢温度及周围循环状况。

4. 判断风湿活动的指标有：

判断风湿活动：如有发热、乏力、苍白、脉搏增快等风湿热临床表现，进行性贫血，白细胞增高并核左移，血沉增快，C 反应蛋白及黏蛋白增高，心电图示 PR 间期延长等，均提示风湿活动。

5. 颅内压增高时生命体征的变化有：

颅内压增高时生命体征可出现下列变化：①当延髓血管运动中枢受刺激时表现为血压增高、脉搏减慢；②当延髓呼吸中枢受到损害时，呼吸开始加快，严重时呼吸节律不整甚至暂停；③当下丘脑体温调节中枢受累时可致高热。

五、病例分析

1. 临床诊断；小儿肺炎，或支气管肺炎（1 分）

2. 四项主要护理诊断（答对 1 条给 1 分，共 8 分）

气体交换受损（1 分）：与肺部炎症有关（1 分）。

清理呼吸道无效（1 分）：与呼吸道分泌物过多、痰液黏稠和（或）年幼体弱无力排痰有关。(1 分)

体温过高（1 分）：与感染有关（1 分）。

潜在并发症（1 分）：心力衰竭（1 分）

3. 列出主要护理措施（共 6 分）

（1）改善呼吸功能（每条 1 分，最多 2 分）

休息

空气流通，室温 20℃左右，湿度 60%

发热的护理

氧疗

（2）保持呼吸道通畅（每条 1 分，共 2 分）

取合适的体位，抬高床头 30°～60°

经常更换患儿体位，翻身拍背，体位引流

正确有效的超声雾化

吸痰

（3）观察病情，警惕并发症发生（每条 1 分，共 2 分）

监测体温

监测生命体征

监测出现心力衰竭的症状和体征

第二套模拟试卷

一、名词解释（每题3分，共15分）

1. 幼儿期　2. 适于胎龄儿　3. 新生儿溶血症　4. 低渗性脱水
5. 生理性贫血

二、填空题（每空1分，共10分）

1. 营养不良时全身皮下脂肪消减最先出现的部位是__________。
2. 小儿前囟闭合的时间为__________～__________岁。
3. 出生体重不足2500g的新生儿称为__________，其中不足1500g者称为__________，不足1000g者称为__________。
4. 6个月～6岁小儿贫血是指血红蛋白值低于__________。
5. 人体免疫球蛋白包括：__________、IgG、__________、IgM和__________。

三、选择题（每题1分，共40分）

1. 反映骨骼发育最主要的指标是
   A. 胸围
   B. 体重
   C. 牙齿
   D. 身长
   E. 囟门
2. 体重（kg）＝年龄×2＋7或8（kg），此公式适用于
   A. 1周岁时
   B. 2～12岁
   C. 13～15岁时
   D. 16～18岁时
   E. 18岁以上
3. 生长发育最为迅速的一期是
   A. 围生期
   B. 新生儿期
   C. 婴儿期
   D. 幼儿期
   E. 学龄前期
4. 头围与胸围大致相等的年龄为
   A. 新生儿
   B. 1岁
   C. 2岁
   D. 6岁
   E. 12岁
5. 体重（kg）＝6（kg）＋月龄×0.25，此公式适用于
   A. 13～15岁
   B. 2～12岁
   C. 1～3岁
   D. 1～6个月
   E. 7～12个月
6. 母乳喂养开始引入换乳期食物的时间是
   A. 2个月
   B. 3个月
   C. 4个月
   D. 6～7个月
   E. 7～8个月
7. 健康男婴，3个月，来门诊进行免疫接种，按照计划免疫接种程序，他应该接种的是
   A. 卡介苗
   B. 百白破第一次
   C. 脊髓灰质炎疫苗第一次
   D. 麻疹疫苗第一次

E. 乙肝疫苗第二次

8. 麻疹疫苗第一针的接种时间为

A. 出生24小时后

B. 2个月

C. 3个月

D. 5个月

E. 8个月

9. 下列口服给药时的操作正确的是

A. 小婴儿应采取平卧位给药

B. 油类药物可以用滴管直接滴入口中

C. 患儿拒绝服药时可以暂停给药

D. 可以用奶瓶给小婴儿喂药

E. 药物可以和食物混合喂服

10. 患儿，男，5岁，体重35kg，身高110cm，平日喜肉食、甜食，诊断为单纯性肥胖，医生嘱其正确的饮食结构为

A. 低脂肪、低糖、高蛋白质

B. 低脂肪、高糖、低蛋白质

C. 高脂肪、低糖、低蛋白质

D. 高脂肪、低糖、高蛋白质

E. 低脂肪、低糖、低蛋白质

11. 患儿6个月，腹泻2天，稀便日10次左右，精神尚好，皮肤弹性稍差，轻度眼窝下陷，尿稍少，四肢不凉。其脱水程度是

A. 轻度脱水

B. 中度脱水

C. 重度脱水

D. 不脱水

E. 重度脱水酸中毒

12. 维生素D缺乏性手足搐搦症的直接原因是

A. 维生素D缺乏

B. 血磷明显降低

C. 碱性磷酸酶增高

D. 血清离子钙降低

E. 钙磷乘积降低

13. 肾上腺皮质激素的适应证**不包括**

A. 急性严重感染

B. 过敏性疾病

C. 白血病

D. 肾病综合征

E. 水痘

14. 关于早产儿的特点正确的是

A. 皮肤红润，胎毛少

B. 乳晕明显，有结节

C. 耳壳软骨发育好

D. 指甲长过指端

E. 足底光滑纹理少

15. 新生儿低血糖症是指全血血糖低于

A. 10mg/dl

B. 20mg/dl

C. 30mg/dl

D. 40mg/dl

E. 47mg/dl

16. Apgar评分为5分，诊断为新生儿窒息，即刻进行复苏抢救，复苏抢救时通气有效的主要观察指标是

A. 出现自主呼吸

B. 瞳孔出现对光反射

C. 摸到大动脉搏动

D. 口唇和面色转红

E. 可见胸廓起伏

17. 新生儿硬肿症最先发生硬肿的部位是

A. 上肢

B. 小腿或大腿外侧

C. 臀部

D. 躯干部

E. 面颊部

18. 引起小儿秋冬季腹泻最常见的病毒是

A. 轮状病毒

B. 星状病毒

C. 冠状病毒

D. 腺病毒

E. 埃可病毒

19. 患儿女，6个月，母乳喂养，腹泻2

天，稀水便，每日 5～6 次，量中等，护士正确的饮食指导是
A. 禁食 4～6 小时
B. 继续母乳喂养
C. 继续添加辅食
D. 给予高营养富有热量的饮食
E. 口服补液期间患儿不能饮水

20. 患儿男，2 岁，发热，T 38.5℃，咳嗽，初为干咳，现在有痰，体检：双肺呼吸音粗，可闻及散在的干、湿啰音，下列治疗措施**不当**的是
A. 退热
B. 化痰
C. 平喘
D. 镇咳
E. 控制感染

21. 法洛四联症患儿，1 岁，于入院后第二天早晨吃奶时发生呼吸困难、烦躁和青紫加重，出现昏厥，护士对该患儿应置的体位是
A. 俯卧位
B. 膝胸位
C. 平卧位
D. 右侧卧位
E. 左侧卧位

22. 8 岁患儿，因水肿入院，尿蛋白（++），血压 150/110mmHg，头痛，头晕，初诊为急性肾小球肾炎，下述哪项处理最重要
A. 无盐饮食
B. 低蛋白饮食
C. 利尿、消肿、降压
D. 记出入液量
E. 肌注青霉素

23. 一个肾病综合征患儿，有胸水，全身水肿较重，护理该患儿时**不应采用**的方法是
A. 保持皮肤清洁干燥
B. 避免擦伤及受压
C. 让患儿卧于橡胶单上以利清洗
D. 阴囊部用吊带托起
E. 静脉穿刺争取一次成功

24. 婴幼儿少尿的标准是 24 小时尿量少于
A. 50ml
B. 100ml
C. 150ml
D. 200ml
E. 250ml

25. 口服铁剂的最佳时间是
A. 餐前
B. 餐时
C. 餐后
D. 两餐之间
E. 随意

26. 过敏性紫癜常见的首发症状为
A. 皮肤紫癜
B. 消化道症状
C. 关节症状
D. 肾脏症状
E. 颅内出血

27. 引起川崎病的主要死亡原因是
A. 脑出血
B. 肺出血
C. 心肌梗死
D. 心律失常
E. 脑疝

28. 小儿风湿热引起心脏炎时最易受累的心瓣膜是
A. 肺动脉瓣
B. 主动脉瓣
C. 各瓣膜同时受累
D. 二尖瓣
E. 三尖瓣

29. 儿童糖尿病最多见的是
A. 肾性糖尿病
B. 1 型糖尿病
C. 继发性糖尿病
D. 2 型糖尿病
E. 婴儿暂时性糖尿病

30. 唐氏综合征属于
A. 染色体疾病
B. 单基因遗传病
C. 多基因遗传病
D. 内分泌病
E. 免疫缺陷症
31. 降低麻疹发病率的关键措施是
A. 早发现、早治疗、早隔离
B. 患儿停留过的病室要彻底通风
C. 易感儿按时接种麻疹疫苗
D. 易感儿接触患儿后注射免疫球蛋白
E. 流行期易感儿不要到公共场所
32. 水痘皮疹的特点是
A. 皮疹初见于耳后发际
B. 皮疹呈向心性分布
C. 疹间无正常皮肤
D. 恢复期大片脱皮
E. 疹退后色素沉着
33. 手足口病常见的传播途径可以是
A. 消化道传播
B. 虫媒传播
C. 血液传播
D. 母婴传播
E. 垂直传播
34. 小儿受结核菌感染至 PPD 试验阳性的时间为
A. 2～4 周
B. 4～8 周
C. 8～10 周
D. 10～12 周
E. 12～16 周
35. 结核预防性化疗使用的药物是
A. 异烟肼
B. 利福平
C. 链霉素
D. 乙胺丁醇
E. 吡嗪酰胺
36. 惊厥持续状态是指惊厥发作的时间
A. >15 分钟
B. >20 分钟
C. >30 分钟
D. >40 分钟
E. >60 分钟
37. 婴儿胸外按压操作时，以下**错误**的是
A. 按压左锁骨中线第 5 肋间心尖部
B. 背部垫硬板
C. 按压时使胸骨下陷胸廓厚度的 1/3～1/2
D. 用单手按压
E. 按压频率 100 次/分以上
38. 婴儿颅内压增高的体征主要是
A. 烦躁或嗜睡
B. 频繁喷射性呕吐
C. 前囟张力增高
D. 肌张力增高
E. 惊厥
39. 以下几项**不符合**急性呼吸衰竭表现的是
A. 发绀
B. 烦躁不安
C. 心率加快
D. PaO_2 65mmHg
E. 恶心、纳差
40. 儿科病房出现一水痘患儿，此病房何时才能再收治新病人
A. 7 天后
B. 14 天后
C. 21 天后
D. 28 天后
E. 30 天后

四、问答题（每题 5 分，可选 4 题，共 20 分）

1. 简述小儿生长发育的规律。
2. 简述维生素 D 缺乏性佝偻病的病因。

3. 简述小儿肺炎时保持呼吸道通畅的护理措施。

4. 简述新生儿病理性黄疸的特点。

5. 机械通气后，停用呼吸肌的指征是什么?

五、病案分析（共15分）

男孩，6岁，一周来出现的浮肿，初以颜面、下肢明显。2天来加重，逐来院检查，水肿明显，以眼睑、头枕部或骶部水肿为著，阴囊有积液，血压100/70mmHg，心肺未见异常。化验：尿常规：蛋白＋＋＋、RBC2～3/HP、WBC1～2/HP；血生化检查：白蛋白25g/L、球蛋白30g/L；血胆固醇6.5mmol/L、甘油三脂2.0 mmol/L，入院治疗。

1. 护士考虑入院诊断最可能是什么?（2分）

2. 主要三个护理诊断是什么?（6分）

3. 应采取什么护理措施?（7分）

第二套模拟试卷答案

一、名词解释

1. 幼儿期：自满 1 周岁到 3 周岁。

2. 适于胎龄儿：指出生体重在同胎龄儿平均体重的第 10～90 百分位的婴儿

3. 新生儿溶血症：是指因母子血型不合，母亲的血型抗体通过胎盘进入胎儿循环，发生同种免疫反应导致胎儿、新生儿红细胞破坏而引起的溶血。

4. 低渗性脱水：电解质丢失比例大于水的丢失，血清钠浓度＜130mmol/L，血浆渗透压低于正常。

5. 生理性贫血：出生后由于红细胞生成素减少、胎儿红细胞寿命较短破坏较多、婴儿生长发育迅速，循环血量迅速增加等因素，红细胞数和血红蛋白量逐渐降低，至生后 2～3 个月时（早产儿较早）红细胞数降至 3.0×10^{12}/L、血红蛋白量降至 110g/L 左右，出现轻度贫血，称为“生理性贫血”。3 个月以后，红细胞数和血红蛋白量又缓慢增加。

二、填空题

1. 腹部
2. 1　1.5
3. 低出生体重儿　极低出生体重儿　超低出生体重儿
4. 110g/L
5. IgA　IgD　IgE

三、选择题

A_1 型题

1. D	2. B	3. C	4. B	5. E	6. C	7. B	8. E
9. B	10. A	11. A	12. D	13. E	14. E	15. E	16. E
17. B	18. A	19. B	20. D	21. B	22. C	23. C	24. D
25. D	26. A	27. C	28. D	29. B	30. A	31. C	32. B
33. A	34. B	35. A	36. C	37. A	38. C	39. D	40. C

四、问答题

1. 小儿生长发育的规律包括：
(1) 生长发育的连续性和阶段性；
(2) 生长发育的顺序性；
(3) 生长发育的不平衡性
(4) 生长发育的个体差异性。

2. 维生素 D 缺乏性佝偻病的病因包括：
(1) 日光照射不足；
(2) 维生素 D 摄入不足；

(3) 生长速度快；

(4) 疾病影响：严重的肝胆、肾、胃肠道慢性疾病；

(5) 药物影响：苯妥英钠、苯巴比妥、糖皮质激素类药物。

3. 小儿肺炎时保持呼吸道通畅的护理措施。

(1) 采取半卧位或高枕卧位，并经常更换体位，指导患儿进行有效的咳嗽，定时拍背辅助排痰，可进行体位引流；

(2) 及时清除患儿口鼻分泌物，痰液黏稠者使用超声雾化吸入；

(3) 必要时给予吸痰。注意吸痰前要充分给氧；吸痰时负压不宜过大，观察吸痰效果；

(4) 遵医嘱给予祛痰剂；

(5) 补充营养和水分。

4. 新生儿病理性黄疸的特点

(1) 黄疸出现过早（生后24小时内）；

(2) 程度重，血清总胆红素值已达到相应日龄及相关危险因素下的光疗干预标准；

(3) 进展快，每日上升超过85μmol/L（>5mg/dl）；

(4) 黄疸持续时间长，足月儿超过2周，早产儿超过4周；

(5) 黄疸退而复现；

(6) 血清结合胆红素超过34μmol/L（>2mg/dl）。

5. 机械通气后，停用呼吸肌的指征是什么？

停用呼吸机指征是：①原发病已基本治愈或控制；②呼吸系统功能已稳定，能够维持气道通畅和保证有效通气；③循环和中枢神经功能稳定；④吸入氧气浓度<40%时，PaO_2>6.65～8kPa（50～60mmHg）；⑤在IMV等辅助通气条件下，能以较低的通气条件维持血气正常

五、病案分析

1. 入院诊断：原发性肾病综合征（2分）

2. 主要护理诊断（共6分）：

(1) 体液过多：与低蛋白血症、导致水钠潴留有关；

(2) 营养失调：低于身体需要量：与大量蛋白从尿中丢失有关；

(3) 有感染的危险：与免疫力下降有关；

(4) 焦虑：与病程长、活动受限有关。

3. 应采取的护理措施（共7分）：

(1) 休息：目前水肿严重应卧床休息，可定时起床轻微活动，病情缓解3～6个月可逐渐恢复上学，暂免体育课，避免劳累引起病情复发（1分）；

(2) 饮食：给予低脂、适量优质蛋白、碳水化合物和高维生素食物，水肿严重，无尿或少尿时应无盐饮食。水肿消退、尿量正常后可低盐饮食（钠盐1～2g/d），食欲正常后应补充优质蛋白，以每日2g/kg为宜，使用激素，适当限制热量，并补充钙和维生素D（2分）；

(3) 预防感染：①保护性隔离，与感染性患儿分室居住；②加强皮肤护理，定时翻身，受压处可垫棉圈或气垫，阴囊水肿者，可用丁字带将其托起，保持局部干燥。剪短指甲、避免蚊虫叮咬、尽量避免肌内注射，以免损伤皮肤；③做好会阴清洁，预防尿路感染；④注意监测体温、血象，必要时给予适当的抗菌治疗（2分）。

4. 观察各种药物的作用和副作用，尤其是激素和免疫抑制剂治疗的注意事项（1 分）。

5. 心理护理及健康教育，讲明治疗的过程和药物的使用方法和副作用，使患儿和家长配合治疗（1 分）。

第三套模拟试卷

一、名词解释（每题3分，共15分）

1. 婴儿期　2. 小于胎龄儿　3. 法洛四联症　4. 环形红斑　5. 颅内压增高

二、填空题（每空1分，共10分）

1. 婴儿在________个月时对食物味道的微小改变很敏感，故应合理添加各类辅食，使之适应不同味道。

2. 营养不良最初的临床表现为________。

3. 新生儿出生两周后应口服维生素D预防佝偻病，剂量为每日________ IU。

4. 新生儿肺透明膜病的主要病因是 ____________缺乏。

5. 婴儿ABO血型不合发生溶血，主要发生于母为________型，婴儿为 ________型或 ________型时。

6. 儿童感染爱滋病的传播途径主要是________，其次是________。

7. 护理皮肤黏膜淋巴结综合征要注意预防对预后影响最重要的并发症________。

三、选择题（每题1分，共40分）

1. 脊柱出现胸椎后凸的时间是
   A. 出生时
   B. 3个月
   C. 6个月
   D. 9个月
   E. 12个月

2. 正常小儿，身长108cm，体重17kg，尚未开始出恒牙，其可能的年龄是
   A. 5岁
   B. 7岁
   C. 9岁
   D. 10岁
   E. 11岁

3. 4个月小儿，出生体重为4 kg，预计其体重应为
   A. 4.8 kg
   B. 6.8 kg
   C. 8.8 kg
   D. 10.8kg
   E. 12.8kg

4. 某小儿，开始学会用拇指和食指取物，预计其年龄为
   A. 2～3月
   B. 3～5月
   C. 5～6月
   D. 6～7月
   E. 9～10月

5. 某小儿1岁，到医院进行体格检查，目前出牙6颗，家长询问小儿乳牙出齐的年龄，正确的回答应为
   A. 1～1.5岁
   B. 1.5～2岁
   C. 2～2.5岁
   D. 4～6个月
   E. 7～12个月

6. 婴儿每日每千克体重所需的水量为
   A. 110ml
   B. 120ml
   C. 130ml
   D. 140ml
   E. 150ml

7. 乙肝疫苗第一次接种的年龄是

A. 出生时
B. 1个月
C. 2个月
D. 3个月
E. 4个月

8. 初服脊髓灰质炎糖丸的时间为
A. 出生24小时后
B. 2个月
C. 3个月
D. 5个月
E. 8个月

9. 小儿与成人体液分布的差异主要是小儿的
A. 间质液含量高
B. 血浆含量高
C. 细胞内液含量高
D. 间质液和血浆含量均高
E. 细胞内液和血浆含量均高

10. 单纯性肥胖症的临床表现应为
A. 皮脂积聚呈向心性
B. 脂肪积累以腰部及下腹部为显著
C. 皮下脂肪增多，分布均匀
D. 皮脂积聚以四肢为主
E. 皮脂积聚以面部为主

11. 不属于佝偻病激期骨骼改变的是
A. 颅骨软化
B. 鸡胸、漏斗胸
C. 前囟迟闭
D. 枕秃
E. 肋骨串珠

12. 在护理脱水补液的患儿时，如输液后患儿出现乏力、腹胀、肠鸣音减弱、腱反射消失、心音低钝，应考虑
A. 低钾血症
B. 低氯血症
C. 钙血症
D. 低镁血症
E. 低磷血症

13. 为预防佝偻病一般应服维生素D预防量至
A. 6个月
B. 1.5岁
C. 2岁
D. 3岁
E. 4岁

14. 新生儿败血症在出生后感染的主要途径是
A. 呼吸道
B. 消化道
C. 脐带和皮肤
D. 口腔黏膜
E. 泌尿道

15. 胎儿经胎盘从母体可获得的免疫球蛋白为
A. IgG
B. IgM
C. IgE
D. IgA
E. SIgA

16. 新生儿硬肿症最先发生硬肿的部位是
A. 上肢
B. 小腿或大腿外侧
C. 臀部
D. 躯干部
E. 面颊部

17. 一Rh溶血患儿，出现嗜睡、尖声哭叫、肌张力下降，胆红素上升至342μmol/L，该患儿可能发生了
A. 颅内出血
B. 呼吸衰竭
C. 胆红素脑病
D. 新生儿化脓性脑膜炎
E. 低血糖

18. 在护理脱水补液的患儿时，如输液后患儿出现乏力、腹胀、肠鸣音减弱、腱反射消失、心音低钝，应考虑
A. 低钾血症
B. 低氯血症

C. 低钙血症
D. 低镁血症
E. 低磷血症

19. 患儿男，6个月，支气管肺炎，半天来突然烦躁不安，口唇发绀，有鼻扇及三凹征。体检：呼吸72次/分，心率180次/分，心音低钝，两肺大量细湿啰音，肝肋下3.5cm，护士判断该患儿可能并发了
A. 脓胸
B. 肺不张
C. 脓气胸
D. 肺大泡
E. 急性心力衰竭

20. 护理青紫型先心病患儿，要注意保证入量防止脱水，其目的是
A. 防止心力衰竭
B. 防止肾衰竭
C. 防止休克
D. 防止血栓栓塞
E. 防止便秘

21. 病毒性心肌炎常见的病原体是
A. 柯萨奇病毒甲组
B. 柯萨奇病毒乙组
C. 埃可病毒
D. 腺病毒
E. 流感病毒

22. 法洛四联症患儿1岁，于入院后第二天早晨吃奶时发生呼吸困难、烦躁和青紫加重，出现昏厥，护士对该患儿应置的体位是
A. 俯卧位
B. 膝胸位
C. 平卧位
D. 右侧卧位
E. 左侧卧位

23. 患儿，男，6岁，因少尿、血尿5天以急性肾小球肾炎收住入院，近一天呕吐5次，伴头痛、烦燥不安、一过性失明，该患儿可能出现了
A. 高血压脑病
B. 严重的循环充血
C. 消化性溃疡
D. 脑栓塞
E. 脑膜炎

24. 单纯性肾病患儿最显著的症状是
A. 少尿
B. 血尿
C. 高度浮肿
D. 高血压
E. 心力衰竭

25. 患儿8个月，因严重感染入院。体格检查发现肝、脾、淋巴结肿大，血液检查发现Hb80g/L，外周血中出现有核红细胞与幼稚中性粒细胞，可能是出现
A. 红髓造血
B. 黄髓造血
C. 中胚叶造血
D. 骨髓外造血
E. 肝替代骨髓造血

26. 风湿热的初发与再发常见的致病菌是
A. A组甲型溶血性链球菌
B. A组乙型溶血性链球菌
C. 皮肤溶血性链球菌
D. 肺炎双球菌
E. 金黄色葡萄球菌

27. 下列疾病最容易发生肾炎临床表现的是
A. 幼年特发性关节病
B. 川崎病
C. 风湿热
D. 过敏性紫癜
E. 中毒性休克

28. 散发性甲状腺功能减退症最常见的病因是
A. 甲状腺不发育或发育不良
B. 甲状腺激素合成障碍
C. 促甲状腺激素缺乏

D. 母亲孕期饮食中缺碘
E. 母孕期用抗甲状腺药物

29. 出生 21 天足月新生儿，出生体重 4kg，哭声低，大便 2～3 天一次。查体：体温 35.5℃，皮肤巩膜黄染，常伸舌，腹胀，有脐疝，囟门 3×3cm。最可能的诊断是
A. 新生儿肝炎综合征
B. 新生儿巨结肠
C. 唐氏综合征
D. 先天性甲状腺功能减退症
E. 佝偻病

30. 苯丙酮尿症最主要的治疗方法是
A. 大量维生素
B. 限制苯丙氨酸摄入
C. 对症治疗
D. 补充 5-羟色氨
E. 限制蛋白质摄入

31. 引起猩红热的病原菌是
A. 金黄色葡萄球菌
B. 大肠埃希菌
C. 肺炎链球菌
D. A 组 β 溶血性链球菌
E. 柯萨奇病毒

32. 猩红热帕氏线常见的部位是
A. 面部
B. 头颈部
C. 腰腹部
D. 大腿外侧
E. 腋窝、肘窝

33. 流行性腮腺炎病人应隔离至
A. 体温恢复正常
B. 发病后 3 周
C. 腮肿完全消退，再观察 7 天周
D. 血清特异性 IgM 抗体消失
E. 腮腺肿完全消退后为止

34. PPD 试验（+++）为
A. 硬结直径 20mm 以上
B. 红斑直径 20mm 以上
C. 硬结直径 10～20mm 以上
D. 红斑直径 15mm 以上
E. 红斑直径 20mm 以上伴水疱及局部坏死

35. 某肾病综合征患儿近日检查发现结核菌素试验阳性，目前对其正确的处理是
A. 预防性化疗
B. 标准疗法
C. 强化治疗
D. 巩固治疗
E. 短程疗法

36. 患儿急性中毒，来院时意识模糊，恶心呕吐，吐出物和呼出气体有大蒜味；瞳孔缩小，流涎，大汗，呼吸急促，心率快，最大可能为下列哪种中毒
A. 有机磷
B. 阿托品
C. 亚硝酸盐
D. 安眠药
E. 苦杏仁

37. 以下几项病变可引起中枢性呼吸衰竭的是
A. 心力衰竭
B. 氮质血症
C. 颅脑外伤
D. 急性喉炎
E. 支气管哮喘

38. 颅内压增高的表现**不包括**
A. 意识障碍
B. 呕吐
C. 呼吸不规则
D. 四肢肌张力升高
E. 血压下降

39. 为降低颅压而进行的处理**不包括**
A. 脱水疗法
B. 激素治疗
C. 侧脑室引流
D. 控制性降低通气
E. 低温亚冬眠疗法

40. 6个月～6岁小儿贫血是指血红蛋白值低于
A. 90g/L
B. 100g/L
C. 110g/L
D. 120g/L
E. 130g/L

四、问答题（每题5分，共20分）

1. 简述小儿引入换乳期食物的原则。
2. 列出肺炎合并心力衰竭的表现。
3. 简述营养性缺铁性贫血的患儿在口服铁剂时应注意的事项。
4. 试述降颅压时甘露醇脱水治疗的护理要点。

五、病例分析（共15分）

患儿，男，9个月，腹泻2天，1天来发热，大便蛋花汤样，每日十余次。近一天来尿减少、色黄。查体：急性病容，T 38.5℃，P 120次/分，R 46次/分，口干、囟门稍凹、皮肤弹性稍差。心肺无异常、腹软、神经系统正常。化验：血钠140mmol/L，大便WBC：0～1个，有脂肪球。

1. 写出临床诊断（疾病、脱水程度、性质）。
2. 写出主要护理诊断（三项）。
3. 列出主要护理措施。

第三套模拟试卷答案

一、名词解释

1. 婴儿期：出生后到1周岁。

2. 小于胎龄儿：指出生体重在同胎龄儿平均体重第10百分位以下的婴儿。

3. 法洛四联症是由以下四种畸形组成：①肺动脉狭窄；②室间隔缺损；③主动脉骑跨；④右心室肥厚。是最常见的发绀型先天性心脏病。

4. 环形红斑是风湿热常见的皮肤病损之一，其多分布于躯干和四肢屈侧，呈环形或半环形，淡色，边缘常呈轻度隆起，环内肤色正常，多于数小时或1～2日内消失，可反复出现，不留痕迹。

5. 颅内压增高：正常情况下，颅内脑实质、脑脊液和脑血流量保持相对恒定，当其中任何一种的容积在一定范围内增加时，其余内容物容积则相应减少，以维持颅内压相对稳定。当其容积增加超过代偿范围时，则导致颅内压增高。

二、填空题

1. 4
2. 体重不增
3. 400
4. 肺表面活性物质
5. O　A　B
6. 母婴传播　血源传播
7. 冠状动脉病变

三、选择题

A_1 型题

1. C	2. A	3. B	4. E	5. C	6. E	7. A	8. B
9. A	10. C	11. D	12. A	13. C	14. C	15. A	16. B
17. C	18. A	19. E	20. D	21. B	22. B	23. A	24. C
25. D	26. B	27. D	28. A	29. D	30. B	31. D	32. E
33. E	34. A	35. A	36. A	37. C	38. E	39. D	40. C

四、问答题（每题5分，共20分）

1. 小儿引入换乳期食物的原则为：由少到多、由稀到稠、由细到粗、逐步添加、在小儿健康时添加。

2. 肺炎合并心力衰竭的表现为①呼吸困难突然加重，超过60次/分，不能以肺炎和其他并发症来解释；②心率增快达160～180次/分，不能以体温升高和呼吸困难来解释；③烦躁不安、面色苍白或发绀，经吸氧及给予镇静剂不能缓解；④肝短期内迅速增大；⑤出现心音低钝、奔马律、颈静脉怒张；⑥少尿或无尿，颜面和四肢出现浮肿。出现前5项即可诊断心力衰竭。

3. 营养性缺铁性贫血的患儿在口服铁剂时应注意的事项。

选用二价铁剂口服；从小剂量开始，两餐之间服用，与维生素C、果汁等同服，可促进铁的吸收，避免与抑制铁吸收的牛乳、钙剂、茶、咖啡等同服；服用铁剂时，牙齿可被染黑，可用吸管服药或服药后漱口加以预防，同时大便可呈黑色，停药后即可恢复正常；血红蛋白恢复正常后再继续服用铁剂6～8周，以增加铁储存。

4. 试述降颅压时甘露醇脱水治疗的护理要点。

使用甘露醇时要注意：①在气温低时先要加温使结晶溶解后使用；②注射时应在15～30分钟内快速静脉滴入或推注，因速度太慢会影响疗效；③注射时一定要避免药液漏出血管外，以免引起组织坏死。

五、病例分析（共15分）

1. 临床诊断小儿腹泻（1分），等渗性脱水（1分），中度脱水（1分）。

2. 主要护理诊断

（1）腹泻：与喂养不当或感染导致肠道功能紊乱有关。

（2）体液不足：与腹泻、呕吐丢失液体过多和摄入量不足有关。

（3）有皮肤完整性受损的危险：与大便次数过多刺激臀部皮肤有关。

（4）营养失调：低于机体需要量：与腹泻丢失营养物质有关。

（5）体温过高：与肠道感染有关。

（每条1分，最多3分，如仅写出护理诊断给0.5分）

3. 主要护理措施

（1）严格消毒隔离（1分）做好床边隔离、认真洗手、防止交叉感染

（2）饮食管理：严重呕吐者暂时禁食，但不禁水。其余均继续进食，少量多餐，停加辅食（1分）。

（3）密切观察病情变化：生命体征，脱水程度，大便性状，并发症如酸中毒、低钾等的观察（每项0.5分，共2分）。

（4）恢复并维持体液平衡（1分）。

（5）补液的护理：按照先盐后糖、先浓后淡、先快后慢、见尿补钾的原则输液（每项0.5分，共2分）。建立静脉通路，观察静脉点滴情况；掌握输液速度，保证液体按计划输入；记录输液量（1分）。

（6）皮肤护理：选用柔软的尿布，便后用温水清洗，保持臀部干燥（1分）。